# ANATOMISCHE TROCKEN-, FEUCHT- UND KNOCHENPRÄPARATE

### EINE TECHNISCHE ANLEITUNG
### ZU IHRER HERSTELLUNG UND KONSERVIERUNG FÜR GUTACHTEN
### UND ZUM AUFBAU MEDIZINISCHER LEHR- UND SCHAUSAMMLUNGEN

VON

## SIEGFRIED SCHWERIN

PRÄPARATOR AM INSTITUT FÜR GERICHTLICHE MEDIZIN UND KRIMINALISTIK
DER UNIVERSITÄT GÖTTINGEN

MIT EINEM GELEITWORT VON

### PROF. DR. MED., DR. JUR. OTTO SCHMIDT

DIREKTOR DES INSTITUTS FÜR GERICHTLICHE MEDIZIN UND KRIMINALISTIK
DER UNIVERSITÄT GÖTTINGEN

MIT 83 ABBILDUNGEN

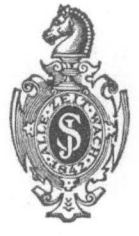

Springer-Verlag
Berlin Heidelberg GmbH
1952

ALLE RECHTE
INSBESONDERE DAS DER ÜBERSETZUNG IN FREMDE SPRACHEN,
VORBEHALTEN

© SPRINGER-VERLAG BERLIN HEIDELBERG 1952
URSPRÜNGLICH ERSCHIENEN BEI SPRINGER-VERLAG OHG.
BERLIN · GÖTTINGEN · HEIDELBERG 1952

ISBN 978-3-540-01652-6          ISBN 978-3-662-30466-2 (eBook)
DOI 10.1007/978-3-662-30466-2

BRÜHLSCHE UNIVERSITÄTSDRUCKEREI GIESSEN

# Geleitwort.

Über das in vorliegendem Buch behandelte Gebiet der Herstellung makroskopischer anatomischer Präparate liegen bisher keine zusammenfassenden Veröffentlichungen vor; die wenigen verstreut erschienenen Einzelarbeiten sind schwer zugänglich und behandeln meist nur die eine oder andere technische Verbesserung der Konservierungsmethoden für Spezialfälle. Dies liegt zum Teil wohl daran, daß die meisten Präparatoren ihre Erfahrungen nur mündlich an ihre Schüler weitergeben und kaum Gelegenheit haben, ihre in langjähriger Arbeit erworbenen wertvollen allgemeinen und speziellen handwerklichen Erkenntnisse der Allgemeinheit zugänglich zu machen. Eine buchmäßige Zusammenstellung der bis heute mitgeteilten erprobten Verfahren und Möglichkeiten im Sinne eines Sammelreferates wäre wohl an sich schon eine dankbare Aufgabe gewesen, hätte aber zwangsläufig lückenhaft bleiben müssen.

Präparator SCHWERIN hat das Gesamtgebiet zur Darstellung gebracht. Die jahrzehntelange Erfahrung eines für seinen Beruf fanatisch begeisterten und auf die nicht nur zweckentsprechende sondern — man darf es wohl sagen — auch künstlerische Vollkommenheit seiner Präparate bedachten Mannes liegen dieser Veröffentlichung zugrunde. Das Buch füllt offensichtlich eine merkbare Lücke aus, indem es den seit langem vorhandenen ausgezeichneten Abhandlungen über die *mikroskopische Technik* die modernen handwerklichen Unterlagen zur Schaffung einwandfreier *makroskopischer Präparate* hinzufügt.

Daß die Erfahrungen des Verfassers auf der Bearbeitung eines so unterschiedlichen und vielseitigen Materials beruhen, wie es an einem gerichtsmedizinischen Institut für die verschiedensten Zwecke konserviert werden muß, kann als besonderer Vorteil angesehen werden.

Für den Leser ergibt sich neben der Anleitung zur routinemäßigen Herstellung von Präparaten eine Fülle von Anregungen für die Behandlung von Sonderfällen und für die Entwicklung eigener Ideen. Das reiche Bildmaterial ist in dieser Richtung besonders instruktiv. Auch für Präparatoren aller anderen Fachgebiete, insbesondere für die pathologische Anatomie, Zoologie, normale Anatomie, naturwissenschaftliche Museen und klinische Anstalten, dürften die gegebenen Anregungen wertvoll sein. Nicht nur der angehende, sondern auch der erfahrene Präparator wird aus der Lektüre der SCHWERINschen Technik der Präparatenherstellung Nutzen ziehen.

Ein mit Erhaltung der natürlichen Farben konserviertes, in zweckmäßiger und gefälliger Form aufgestelltes anatomisches Präparat wird nie zu ersetzen sein. Trotz Farbphotographie und Lehrfilm wird ein hervorragend gearbeitetes Präparat für Unterricht, Demonstration und Nachuntersuchung stets seinen Wert behalten. Die vorliegende Abhandlung bringt alle denkbaren technischen Voraussetzungen für die Anfertigung solcher Präparate, und zwar in präziser und leicht faßlicher Form, unter Berücksichtigung auch der heute so wichtigen Kostenfragen. Es ist anzunehmen, daß neben dem großen Kreis der für ihren Beruf interessierten Präparatoren auch mancher Institutsleiter, dem an der Schaffung oder Modernisierung einer allen Anforderungen entsprechenden Lehr- und Schausammlung gelegen ist, dem Verfasser des Buches die Mitteilung seiner Erfahrungen danken wird.

O. SCHMIDT.

# Vorwort.

Im deutschen Schrifttum gibt es bis heute meines Wissens keine zusammenfassende Darstellung der Präparations- und Aufstellungstechnik zur Herstellung wissenschaftlicher Sammlungs- und Lehrpräparate. Alle bisher vorhandenen einschlägigen Angaben sind als Einzelartikel verstreut in den verschiedensten Zeitschriften zu finden. Diese Lücke soll die vorliegende Abhandlung ausfüllen und den einzelnen Präparatoren aller Fachgebiete, insbesondere aber denen der gerichtlichen Medizin und pathologischen Anatomie, in ihrer oft schwierigen und vielseitigen Arbeit helfen. Bei Ausarbeitung der einzelnen Präparations- und Konservierungsarten wurde darauf gesehen, die Methoden weitgehend zu vereinfachen und so unter möglichst geringem Kostenaufwand einwandfreie, zweckdienliche und vor allem dauerhafte Präparate herzustellen. Dem Lernenden in unserem Beruf soll das Buch ein Wegweiser in dem großen Gebiet der neuzeitlichen technischen Methoden sein; aber auch dem erfahrenen Kollegen wird diese Zusammenfassung bewährter, selbsterarbeiteter Methoden manches Neue bieten. Trotz meiner Bemühungen, die einzelnen Kapitel möglichst allgemeinverständlich zu halten, werden naturgemäß hier und dort vereinzelt noch Stellen auftreten, die eine gewisse Fachkenntnis bzw. handwerkliches Geschick voraussetzen, was in der Natur der Sache begründet ist. Gewisse Verfahren von geringerem Interesse wurden nur kurz gestreift oder ganz weggelassen, damit andere eingehender behandelt werden konnten. Je mehr sich ein Buch, wie dieses, mit technischen Anweisungen auf eigener Erfahrung aufbaut, um so mehr wird es die Dinge im Lichte eben dieses Selbsterarbeiteten erscheinen lassen.

Die Anschaulichkeit wird diesen Nachteil aufwiegen, wozu die zahlreichen, fast ausschließlich selbstgefertigten Präparate in ihren Abbildungen beitragen sollen. Dem Geübten werden manche Ausführungen und Abbildungen vielleicht zu selbstverständlich vorkommen, die besonders für unseren lernenden Nachwuchs gedacht sind. Möge das Buch sich als brauchbarer Helfer des erfahrenen und des werdenden Präparators erweisen.

Meinem hochverehrten Chef, Herrn Professor Dr. med. Dr. jur. O. Schmidt, bin ich für die Erlaubnis, das Material aus der Sammlung des Instituts zu verwerten, zu größtem Dank verpflichtet. Ich möchte auch meinem ehemaligen Chef, Herrn Professor Dr. G. Jungmichel, für seine interessevolle Unterstützung bei den Vorarbeiten für diese Abhandlung danken sowie auch der inzwischen verstorbenen Herren Professoren Hey und Panning in diesem Sinne gedenken.

In gleicher Weise danke ich Herrn Prof. Dr. med. Rudolf Manz für die Anregung zur Veröffentlichung meiner Erfahrungen und für die Durchsicht des Manuskriptes.

Herrn Dr. med. habil. Dr. phil. H. R. Kanitz danke ich für die Korrektur und die phototechnischen Arbeiten; und schließlich meinem Sohn Fred, der mich bei der Fertigstellung des Buches unterstützte.

Göttingen, im Februar 1951.

Der Verfasser.

# Inhaltsverzeichnis.

|  | Seite |
|---|---|
| Geleitwort | III |
| Vorwort | V |
| I. Herstellung von Knochenpräparaten | 1 |
| 1. Die Maceration durch Fäulnis | 1 |
| 2. Die Maceration mit Apparat | 2 |
| 3. Die Maceration ohne Apparat | 3 |
| 4. Die Maceration im Schnellverfahren | 4 |
| 5. Die Entfettung mit Apparat | 5 |
| 6. Die Entfettung ohne Apparat | 6 |
| 7. Das Bleichen der Knochen | 6 |
| 8. Das Entkalken von Knochen | 7 |
| 9. Die Zusammensetzung von Knochenpräparaten | 9 |
| 10. Die Zusammensetzung eines Skeletes | 12 |
| a) Die Aufstellung von Skeletteilen nach Form | 14 |
| 11. Die Ergänzung fehlender Knochenstücke durch Plastikmasse | 14 |
| 12. Herausnahme des knöchernen Schädels mit Wiederherrichtungstechnik | 15 |
| 13. Schädel- und Kalottenständer | 16 |
| a) Die Schädelmontage | 16 |
| b) Die Kalottenmontage | 19 |
| c) Die Montage von Knochenstücken | 21 |
| II. Herstellung von Trockenpräparaten | 21 |
| 1. Trockenpräparation von Hohlorganen | 21 |
| a) Die Talginjektion | 22 |
| b) Das SEMPERsche Verfahren | 22 |
| 2. Trockenpräparation von festen Organen | 22 |
| a) Die WICKERSHEIMERsche Methode | 22 |
| b) Die Paraffindurchtränkung nach HOCHSTETTER | 22 |
| c) Die Paraffindurchtränkung nach FARRIES | 24 |
| d) Trockenpräparate nach SCHWERIN | 24 |
| III. Herstellung von Feuchtpräparaten | 28 |
| 1. Die Lösungen | 28 |
| a) Konservierungsflüssigkeiten ohne Farbenerhaltung | 29 |
| $\alpha$) Die Alkoholkonservierung | 29 |
| $\beta$) Die Formalinkonservierung | 30 |
| b) Konservierungsflüssigkeiten zur Farbenerhaltung | 30 |
| $\alpha$) Konservierungsflüssigkeit nach KAYSERLING | 31 |
| $\beta$) Konservierungsflüssigkeit nach JORES | 33 |
| $\gamma$) Konservierungsflüssigkeit nach PIECK | 34 |
| $\delta$) Noch eine Konservierungsflüssigkeit | 34 |
| c) Die Bemalung von Feuchtpräparaten | 35 |
| d) Schimmelpilz-Befall | 35 |
| 2. Die Aufstellungsmethoden der Feuchtpräparate | 36 |
| a) Das Glasbügel- und Glasplattenverfahren | 36 |
| $\alpha$) Das Glasbügelverfahren | 37 |
| $\beta$) Das Glasplattenverfahren | 38 |
| b) Die Schiefermontage | 39 |
| c) Das Celluloidverfahren | 40 |
| $\alpha$) Anfertigung und Aufstellung einer Grundfläche | 41 |
| $\beta$) Die verschiedenen Aufstellungsmethoden | 45 |
| $\gamma$) Das Verschließen und Beschriften der Präparatengläser | 58 |

## Inhaltsverzeichnis.

- d) Die Aufstellung gerahmter Präparate nach Koch . . . . . . . . . . . . 60
- e) Celodal-Präparate . . . . . . . . . . . . . . . . . . . . . . . 61
- f) Über die Herstellung von holoptischen Thoraxdurchschnitten nach dem Loeschckeschen Verfahren . . . . . . . . . . . . . . . . . . 62
- IV. Die Herstellung von Korrosionspräparaten . . . . . . . . . . . . . . . 69
- V. Aufhellungspräparate . . . . . . . . . . . . . . . . . . . . . . . . . . 72
  1. Injektionsmassen . . . . . . . . . . . . . . . . . . . . . . . . . . 76
  2. Gefäßinjektion mit Teichmannscher Masse . . . . . . . . . . . . . 79
  3. Die Panschsche Masse in ihrer Anwendung . . . . . . . . . . . . 80
- VI. Die Behandlung und Aufstellung von Mumien und ganzen Körpern . . . . 84
- VII. Die Anfertigung von Modellplastiken und Gipsformen . . . . . . . . . . 85
  1. Das Abformen mit verlorener Form . . . . . . . . . . . . . . . . 86
  2. Das Abformen mit Gelatine oder Leimform . . . . . . . . . . . . . 88
  3. Das Abformen mit Stück- oder Keilform . . . . . . . . . . . . . . 89
  4. Die Herstellung des Naturabgusses eines Muskelmannes . . . . . . 90
     - a) Die Montage und Konservierung des Objektes . . . . . . . . . 91
     - b) Freilegung der Muskeln . . . . . . . . . . . . . . . . . . . 91
     - c) Das Abformen des Körpers . . . . . . . . . . . . . . . . . . 91
     - d) Das Formausgießen . . . . . . . . . . . . . . . . . . . . . 92
  5. Die Herstellung einer Totenmaske . . . . . . . . . . . . . . . . . 94
- VIII. Die Sammlung . . . . . . . . . . . . . . . . . . . . . . . . . . . . . 95
- Schrifttum . . . . . . . . . . . . . . . . . . . . . . . . . . . . . . . . . 97

# I. Herstellung von Knochenpräparaten.

Knochenpräparate, die in der gerichtsmedizinischen Praxis und für pathologisch-anatomische Zwecke gelegentlich von großer Wichtigkeit sind, wenn z. B. anhand der rekonstruierten *macerierten* Knochen, besonders in der Gerichtsmedizin, entscheidende Gutachten zu erstatten sind, müssen besonders naturgetreu und unter Vermeidung sekundärer Beschädigungen und von Kunstprodukten bearbeitet und hergerichtet werden. Sie werden zudem in vielen Fällen weiterhin als Sammlungspräparate Verwendung finden.

Es kommen bei der erforderlichen Maceration *vier Verfahren* zur Anwendung, die nach den Erfahrungen und Überlieferungen einzelner Präparatoren mehr oder weniger voneinander abweichen. Hier sollen neben den von uns entwickelten auch die mit bestem Erfolg angewandten verschiedenen anderen Methoden behandelt werden, die selbstverständlich ebenso bei der Herstellung normalanatomischer bzw. normaler Vergleichspräparate Anwendung finden können. Die vier unterschiedlichen Verfahren, durch die wir den Herstellungsgang eines Präparates bis zur fertigen Maceration verfolgen wollen, unterteilen wir in:

1. Die natürliche oder Fäulnismaceration,
2. die künstliche Maceration mit Apparat,
3. die künstliche Maceration ohne Apparat,
4. das Macerationsschnellverfahren.

## 1. Die Maceration durch Fäulnis.

Die natürliche oder Fäulnismaceration wird wegen ihrer Langwierigkeit und der Entwicklung übler Gerüche nicht gern angewandt. Sie eignet sich aber besonders zur Maceration von sehr *wertvollem Material älterer Individuen*, da dieses bei der künstlichen Maceration von den zur Anwendung kommenden Chemikalien und der einwirkenden Hitze angegriffen und leicht brüchig werden kann. Die von den Weichteilen oberflächlich befreiten Knochenteile werden in lauwarmes Wasser von etwa Körpertemperatur gelegt. Vorteilhaft ist es, das Wasser in den ersten Tagen einige Male zu wechseln, da so der im Knochen befindliche Blutfarbstoff besser ausgezogen wird. Die Knochen verbleiben dann, je nach ihrem Zustand, bis zu mehreren Wochen in der Flüssigkeit. Die Fäulnisbakterien lösen die dem Material noch anhaftenden Weichteilreste. Wichtig ist es, daß die Knochen sich immer unter der Wasseroberfläche befinden. Herausragende, nicht stets vom Wasser bedeckte Teile nehmen sonst durch Einwirkung des Sauerstoffes der Luft eine bräunliche bis grauschwarze Färbung an, welche sich nur sehr schwer wieder beseitigen läßt. Wenn sich alle anhaftenden Teile vom Knochen gelöst haben, ist der Macerationsvorgang als beendet anzusehen. Die der Fäulnisflüssigkeit entnommenen Knochen werden dann unter fließendem Wasser gründlich gespült. Zur Vermeidung der auftretenden üblen Gerüche genügt bei kleinen Objekten schon ein Abdecken des Gefäßes. Sollte dies jedoch nicht ausreichen, so kann man die entstehenden Gase unter einem guten Abzug oder auch mit einer Wasserstrahlpumpe ableiten. Die soweit macerierten Knochen sind zur Weiterbehandlung geeignet und können entfettet werden.

## 2. Die Maceration mit Apparat.

Dieses Verfahren unterscheidet sich von dem vorhergehenden dadurch, daß die Maceration bedeutend *schneller* und *geruchloser* vor sich geht. Zunächst zu dem hierbei notwendigen Apparat: Macerationsapparate werden in unterschiedlichen Größen und aus verschiedenen Metallen gefertigt. Beim Einkauf soll man sein Augenmerk besonders auf die im Wasserbad ruhende *Macerationswanne*

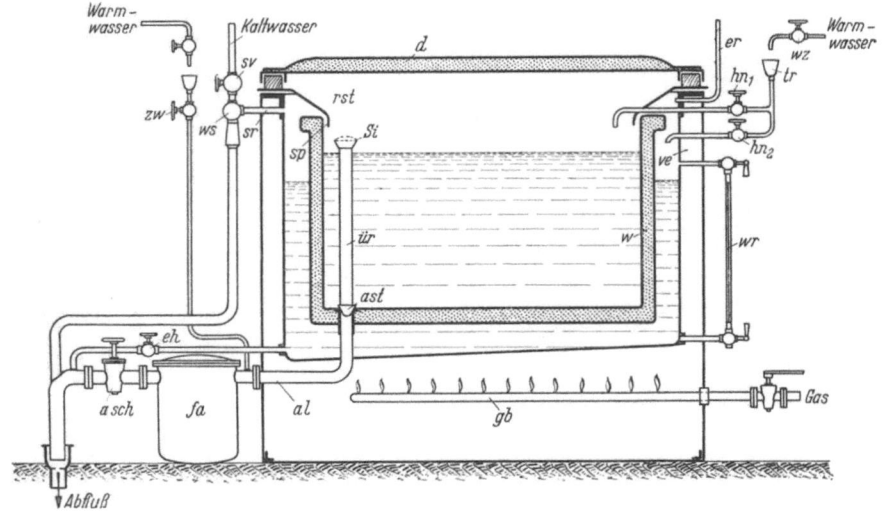

Abb. 1. Macerationsapparat im Schnitt der Firma Franz Bergmann, KG., Hamburg 1, Mönckebergstr. 27.

richten, denn gerade hier kommt es sehr auf das verarbeitete Material an. Behälter aus verzinntem Kupfer oder emaillierte Wannen sind nicht sehr zweckmäßig, da die Verzinnung oder Emaillierung durch die bei der Maceration entstehenden Stoffe angegriffen wird und sich mit der Zeit ablöst. Freiliegendes Kupfer bildet Grünspan, der auf die Knochen übergeht und sich, wenn überhaupt, nur mit größter Mühe wieder entfernen läßt. Am besten haben sich Bottiche aus Leichtmetall und Feuerton bewährt. Ferner ist darauf zu achten, daß der Abfluß mit einem im Becken selbst angebrachten feinen Sieb versehen ist, um das Mitreißen und somit den Verlust kleiner und kleinster Knochensplitter beim Ablassen der Flüssigkeit zu verhindern. Der Boden der Wanne und der äußere Mantel sollen zum besseren Ablaufen der Macerationsflüssigkeit etwas schräg gearbeitet sein. Im Deckel sind zweckmäßigerweise ein Hahn und ein Luftrohr vorhanden. An den Hahn wird die Wasserstrahlpumpe zum Absaugen der sich entwickelnden Gase angeschlossen, durch das Luftrohr wird neue Luft zugeführt und überflüssige, bei evtl. Überdruck, abgeblasen. Wasserstandsanzeiger, Thermometer und Überlaufrohr sind für das einwandfreie Arbeiten des Apparates unerläßlich. Der Deckel muß mit einer Dichtung versehen sein und dem Unterteil beim

Verschließen aufgeschraubt werden können. Bei größeren Apparaten ist für das leichte Schließen und Öffnen des Gefäßes ein Gegengewicht für den Deckel erforderlich. Eine so aufgebaute Anlage ist sehr zweckdienlich und leicht zu handhaben.

In die Macerationswanne des mit Leitungswasser gefüllten Apparates werden die Knochen, die von den Weichteilen oberflächlich befreit und zum Auslaugen des Blutfarbstoffes gut gewässert wurden, gelegt. Der Bottichflüssigkeit können vorher zusätzlich Antiformin, Natrium bicarbonicum oder ähnliche Chemikalien zugesetzt werden, welche die Lösung der noch vorhandenen Fleischreste und anderer organischer Substanzen beschleunigen. 100 g Antiformin oder Natrium bicarbonicum sind für 7 Liter Wasser ausreichend. Die Flüssigkeit wird, nachdem der Apparat gut verschlossen wurde, auf 90° C erhitzt. Knochenteile dürfen aus der Flüssigkeit nicht herausragen, weil sich diese sonst schmutzig-bräunlich färben. Knochenpräparate, die vorher in Formalin gelegen haben, müssen vor der Maceration entsprechend länger gewässert werden. Sind alle Weichteile gut vom Knochen ablösbar, was beim Zusatz von Chemikalien einige Stunden dauert, so werden die Knochenteile nach der Entfernung der letzten Reste von Muskeln, Bindegewebe und Sehnen in fließendem Wasser gut durchgespült und sind dann für die Weiterbehandlung fertig.

## 3. Maceration ohne Apparat.

In Betrieben, denen kein Macerationsapparat zur Verfügung steht, die aber doch auf macerierte Knochen zu Sammlungszwecken oder für Begutachtungen angewiesen sind, kann auch ein genügend großer Kochtopf (nach Möglichkeit aus Leichtmetall) den Zweck des eben geschilderten Apparates erfüllen. Für kleinere Knochenteile ist ein Topf von 26 cm Durchmesser und 23 cm Höhe und für größere ein solcher von 30 cm Durchmesser und 30 cm Höhe ausreichend. Zwei derartige Töpfe, zu denen ein Siebeinsatz angefertigt wurde, werden in den Abbildungen gezeigt.

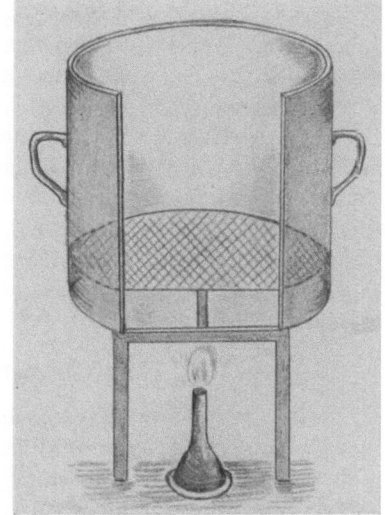

Abb. 2. Macerationstopf für kleinere Knochenteile.

Die Knochen, wie in dem anderen Verfahren vorher gut von den groben Weichteilen befreit, werden zur völligen Entfernung des Blutfarbstoffes gründlich gewässert, weil sonst das noch vorhandene Blut bzw. der Blutfarbstoff in die Knochensubstanz einzieht und nach der Maceration unschöne, dunkle Flecke hinterläßt. Sodann wird das Material in den Topf gelegt, der nach Möglichkeit noch mit einem siebartigen Bodeneinsatz zu versehen ist, um ein Ansetzen zu vermeiden, und mit Wasser gut bedeckt. Um dem unbemerkten Verlust kleiner und kleinster Knochensplitter mit den sich bei der Maceration ablösenden Weichteilresten vorzubeugen, ist es zweckmäßig, die *einzelnen Teile in Gazebeutel* einzubinden. Der Flüssigkeit kann, wie unter

I, 2, auch Antiformin usw. zugesetzt werden. Die Knochenteile werden nun, je nach ihrer Stärke, bis zur guten Ablösbarkeit der Weichteilreste bis zu mehreren Stunden behandelt. Entsprechend der Wasserverdunstung wird von Zeit zu Zeit neues Wasser nachgegeben, so daß die Knochen immer unter der Wasseroberfläche bleiben. Die herausragenden Teile verfärben sich, wie bereits gesagt, sonst leicht bräunlich, was nur sehr schwer wieder zu entfernen ist. Nach endgültiger Ablösung der Weichteilreste verbleiben die Skeletteile noch einige Zeit zur weitgehenden Entfernung des noch im Knochen befindlichen *Leimes* im Wasser. Stark leimhaltige Knochen lassen sich nämlich später nur sehr schwer entfetten. Zur Feststellung des Leimgehaltes in der Knochensubstanz werden die Knochen, nachdem sie nach der Maceration noch einige Zeit zum

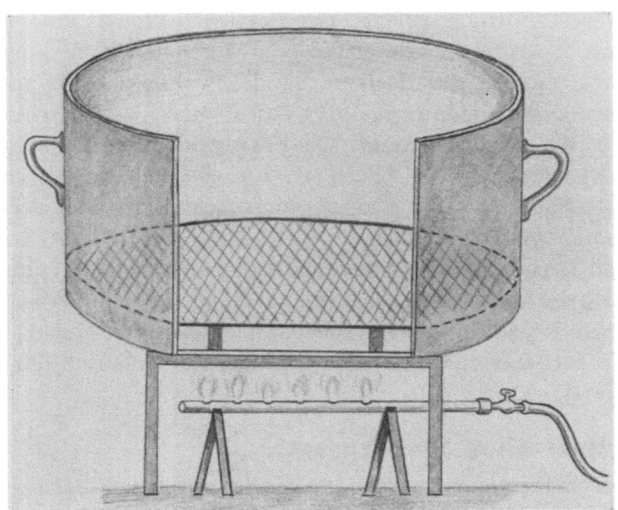

Abb. 3. Macerationstopf für größere Knochenteile.

Lösen des Leimes in der Flüssigkeit verweilt haben, aus dieser herausgenommen und getrocknet; sollten sich dann im Knochen noch dunkle, gelbe Stellen zeigen, so können die Skeletteile nochmals einige Zeit zur Lösung des Leimes in bis zu 80° C erhitztes Wasser gebracht werden. Nach Herausnahme aus dem Topf werden die Knochen unter fließendem Wasser — zur Entfernung der Kochwasser- und anhaftender kleiner Gewebsreste — wieder gut gewässert. Bei Schädelpräparationen betrifft dies besonders die Augen- und Nasenhöhlen, in denen unter Umständen noch anhaftende Weichteile später antrocknen und dann nur mit großer Mühe, meist nicht immer ohne Schädigung feiner Knochenlamellen, sich entfernen lassen. Die soweit behandelten Knochen werden dann entfettet.

## 4. Die Maceration im Schnellverfahren.

Wird es erforderlich, Knochen und Knochenstücke *sehr schnell* zu macerieren, was besonders für den Gerichtsarzt und den pathologisch-anatomischen Gutachter zuweilen in Frage kommt, so kann die Maceration nach einem sehr leichten Schnellverfahren ohne besonderen Kostenaufwand durchgeführt werden, welches insgesamt nur etwa 10—12 Std. in Anspruch nimmt. Dieses Verfahren ist jedoch nicht immer für zu Sammlungszwecken in Frage kommende Präparate zu empfehlen, da einmal der Blutfarbstoff aus den Knochen mitunter nicht vollständig ausgezogen und wird zum anderen die Knochen durch den hohen Chemikaliengehalt der Lösung gleichzeitig etwas angegriffen werden. Zur Maceration findet, wie bei den genannten Verfahren, der Apparat oder ein genügend großer Topf mit Bodeneinsatz Verwendung. Frischpräparate werden wiederum von den gröbsten anhaftenden Weichteilen befreit. Danach werden die Knochen etwa 3 Std. fließendem Wasser ausgesetzt (mit Formalin vorbehandelte Teile 2 Std. länger). Zur eigentlichen Maceration kommen die Knochen in den mit Wasser gefüllten Topf. Dem Wasser werden vorher, entsprechend der Größe des Objektes, Antiformin, Natriumbicarbonicum, Kalilauge oder ähnliche Chemikalien zugesetzt. 150 g Natrium bicarbonicum oder Antiformin nimmt man in diesem Fall für 5 Liter Wasser. Nach etwa 3 stündigem Kochen sind die dem Knochen anhaftenden Weichteile leicht lösbar, und der Macerationsvorgang ist als beendet anzusehen. Die Knochenteile werden unter fließendem Wasser gut durchgespült und danach zum Bleichen in eine 5%ige Wasserstoffsuperoxydlösung gebracht, welche allmählich auf etwa 80° C erwärmt wird. Dieser Vorgang nimmt wiederum etwa 3 Std. in Anspruch. Die der Wasserstoffsuperoxydlösung entnommenen Präparate werden unter fließendem Wasser gut gespült und an der Luft oder im Thermostaten bei etwa 30° C getrocknet. Alsdann stehen die Knochenteile zur Begutachtung zur Verfügung.

Durch die unter 1. bis 4. beschriebenen Macerationsverfahren ist ein Knochenpräparat im allgemeinen noch nicht zur Aufnahme in eine Sammlung geeignet. Handelt es sich z. B. um einen stark zertrümmerten Schädel, dann genügt die Maceration allein noch nicht einmal zur Gewinnung eines für gerichtsmedizinische Begutachtungen geeigneten Präparates. Es sind in vielen Fällen noch weitere Arbeitsgänge erforderlich, die unter folgenden Gesichtspunkten behandelt seien:

5. Die Entfettung mit Apparat,
6. die Entfettung ohne Apparat,
7. das Bleichen der Knochenpräparate,
8. die Zusammensetzung zerstörter Knochenpräparate.

## 5. Die Entfettung mit Apparat.

Die gut macerierten Knochen kommen zur Entfettung in gereinigtes Benzin oder Tetrachlorkohlenstoff. Hier gibt es zwei Methoden, die *warme, mit Apparat*, und die *kalte, ohne Apparat*. Vorbedingung einer guten Entfettung ist, daß die Knochen möglichst leimfrei sind. Ist dieses nicht schon durch die Maceration bewirkt worden, so kann es dadurch nachgeholt werden, daß man die Knochenteile in einer 5%igen Sodalösung bis zur genügenden Entleimung etwa 1—2 Std. auf 80° C erhitzt. Danach sind die Knochen in fließendem Wasser wieder gut auszuwässern und zu trocknen, wie es auch nach jedem Macerationsvorgang geschehen muß.

Der *Entfettungsapparat*, der im Extraktionsverfahren arbeitet, soll nur elektrisch und mit automatischer Regulierung geheizt werden. Die Anschlußdosen müssen explosionssicher sein. Ein bewährter Apparat ist der nach L. PICK, der hier im Schnitt gezeigt wird.

Die zu entfettenden Knochen kommen, zweckmäßig in Gazebeutel, auf das trockene Sieb, nachdem vorher darunter die Entfettungsflüssigkeit, Benzin oder Tetrachlorkohlenstoff, eingefüllt wurde. Ist der Apparat gut verschlossen, wird das Fettlösungsmittel indirekt im Wasserbad auf 60° C erhitzt, wobei es verdampft. Das an den Wänden, am Deckel und auf dem Knochen kondensierende

Lösungsmittel löst das in den Knochen vorhandene Fett, tropft ab und sammelt sich wieder am Boden des Apparates. Der Kreislauf beginnt unter Zurückbleiben des Fettes von neuem.

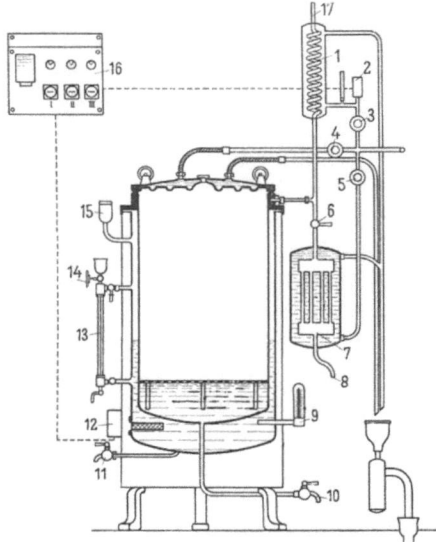

Abb. 4. Entfettungsapparat nach L. PICK der Firma Franz Bergmann KG., Hamburg 1, Mönckebergstr. 27.

Das am Boden gesammelte Fett wird noch in warmem Zustand abgelassen. Die Knochen werden erst nach völligem Erkalten des Apparates entnommen. Sie kommen nun zum Trocknen in den Thermostaten bei bis 30° C auf Filtrierpapier, welches das abtropfende Benzin aufnimmt und evtl. noch nachträglich austretendes Fett aufsaugt. In Ermangelung eines Wärmeschrankes genügt auch das Trocknen in einem warmen Raum oder an der Luft, jedoch soll der Knochen der Sonne nicht *direkt* ausgesetzt werden, da er dadurch leicht Risse bekommt. Tetrachlorkohlenstoff kommt aber nicht häufig zur Anwendung, da er bedeutend höher, auf 80—90° C, erhitzt werden muß und dabei etwas Salzsäure abspaltet, die den Knochen angreift. Das gleichzeitig auftretende Phosgen kann schwere Erkrankungen zur Folge haben. Ist kein Entfettungsapparat vorhanden, so kann die Entfettung auf *kaltem* Wege durchgeführt werden.

## 6. Die Entfettung ohne Apparat.

Im Gegensatz zu der Entfettung mit Apparat wird hier meist mit Tetrachlorkohlenstoff gearbeitet, da dieser nicht explosiv ist. Zur Vermeidung schädlicher Gase wird etwas Wasser zugegeben, welches, da der Tetrachlorkohlenstoff mit seinem spezifischen Gewicht von 1,59 schwerer ist als Wasser, eine *Schutzschicht* bildet und die Spaltprodukte aufnimmt. Die zu entfettenden Knochen werden in einem genügend großen Glasgefäß in Tetrachlorkohlenstoff gelegt, und das Gefäß wird abgedeckt. Das Material verbleibt hier, je nach Größe, mehrere Tage. Die dann dem Tetrachlorkohlenstoff entnommenen Teile werden in der unter I, 5 beschriebenen Weise getrocknet, wobei der in den Knochen eingezogene Tetrachlorkohlenstoff verdunstet. Sollten sich nach erfolgter Trocknung in einzelnen Knochen noch fetthaltige Stellen zeigen, so sind diese Knochenteile in gleicher Weise nochmals zu entfetten. Nach vollständiger Entfettung gelangen die Knochen zum *Bleichen*.

## 7. Das Bleichen der Knochen.

Auch hierfür stehen zwei Methoden zur Verfügung, eine auf kaltem und die andere auf warmem Wege. Im *kalten Verfahren* werden die Knochen in eine 4%*ige Lösung von Wasserstoffsuperoxyd* gebracht. Dabei empfiehlt es sich, die Präparate öfters zu wenden und zu bewegen, da die aus den

Knochen austretenden Luftblasen sich an dem zu bleichenden Material ansetzen und das Einwirken der Lösung an diesen Stellen nicht in genügendem Maße zulassen. Durch Herausnehmen der Knochen kann man sehr leicht den Bleichungsgrad erkennen. Ist der gewünschte Farbton erreicht, so werden die Knochen einige Zeit in fließendes Wasser gelegt, damit die in den Knochen eingezogene Bleichungsflüssigkeit aus der Knochensubstanz entfernt wird; denn sonst ist ein nachträgliches Weiterbleichen bzw. eine Zerstörung des Präparates durch den im Knochen verbliebenen Rest an Wasserstoffsuperoxyd zu befürchten. Der aus dem Wasser genommene Knochen wird schließlich getrocknet.

Bei der Bleichung in der Wärme werden die Knochen in eine 5%ige Wasserstoffsuperoxydlösung gebracht, der noch etwas Bleichsoda ($^1/_2$ Packung = 250 g auf 10 Liter Wasser) zugesetzt wird, worauf auf 40° C erwärmt wird. Dieser Vorgang ist schon in einigen Stunden beendet. Nach der Entnahme sind die Knochen wieder gut zu wässern. Nach diesen Methoden bearbeitete Knochenpräparate sind nach dem Trocknen sofort sammlungsfähig und brauchen nur noch montiert zu werden.

Für Zwecke der Sammlung oder längerer Aufbewahrung werden die Knochen aber zweckmäßigerweise noch weiterbehandelt. Es ist zu empfehlen, die Knochen mit einer farb- und glanzlosen Lackschicht zu überziehen, die ein Eindringen von Staubteilchen in die Knochenporen verhindert und damit ein besseres Abstauben ermöglicht. Auch eine Paraffinierung der Knochen wird gelegentlich vorgenommen. Hierbei werden die Knochen im Thermostaten mit farblosem Paraffin (56° C) durchtränkt. Sie nehmen dadurch eine gelbliche Farbe an, welche etwa der Naturfarbe entspricht. Besonders gut geeignet ist diese Methode für alte, brüchige Knochen, da solche durch Paraffin an Haltbarkeit gewinnen, glatt und glänzend werden, und das Eindringen von Staub verhindert wird.

## 8. Das Entkalken von Knochen.

Für spezielle Verfahren, z. B. für das Aufhellen von Knochen, ist vorherige Entkalkung erforderlich. Da für makroskopische Zwecke noch kein besonderes Verfahren ausgearbeitet wurde, bedienen wir uns der aus der histologischen Technik bekannten und auch für Totalpräparate mehr oder weniger brauchbaren Entkalkungsmethoden. Die verschiedenen Modifikationen der Entkalkungsflüssigkeiten sowie der speziellen Eigenschaften sind hinreichend bekannt und in jedem einschlägigen Werk nachzulesen, so daß ich mich auf zwei Methoden beschränke, mit denen ich die besten Resultate erzielte.

Die Entkalkung in 5%iger wäßriger Salpetersäure wird häufig angewandt. Die Brauchbarkeit dieses Verfahrens ist hinreichend bewiesen, so daß ich diesen Arbeitsgang nur skizzieren möchte. Neben einer Quellung der Objekte (welche sich bei der Benutzung anorganischer Säuren nicht vermeiden läßt und der durch Einlegen in quellungshindernde Flüssigkeiten, wie 5%ige Natrium- oder Lithiumsulfatlösung, auf etwa 36 Std. entgegengewirkt werden kann) bleibt als wesentliche Schwäche dieses Verfahrens die nicht unerhebliche Zeitdauer. Diese kann auch durch öfteres Umrühren der Lösung bzw. durch Anbringen eines THOMASchen Wasserrades nicht wesentlich reduziert werden. Aus diesem Grunde wird empfohlen, nachstehend beschriebene neuere Methode anzuwenden: Die zu entkalkenden Objekte kommen nach gründlicher Fixierung in verdünnte Salpetersäure (5 Teile konzentrierte, chemisch reine Salpetersäure zu 95 Teilen Wasser) auf eine perforierte Porzellan- oder Glasschale, welche in die Flüssigkeit gehängt wird, so daß die gelösten Salze zu Boden sinken können. Die Knochen verbleiben bis zu ihrer völligen Entkalkung in der Säurelösung, die des öfteren gewechselt werden muß. Genaue Angaben über die Entkalkungsdauer lassen sich nicht machen, da selbst bei gleichartigen Knochen die Entkalkungszeit mehr oder weniger differiert. Sind die Objekte genügend entkalkt, was man durch Anstechen der härtesten Knochenteile mit einer feinen Nadel prüft (es soll dabei der Nadel durch ungelöste Salze kein nennenswerter Widerstand mehr entgegengesetzt werden; man beläßt das Material, um sicherzugehen, noch einen weiteren Tag in der Flüssigkeit), überträgt man sie in 5%ige Natrium- oder Lithiumsulfatlösung für 36 Std. und wäscht anschließend in fließendem Wasser gründlich aus. So behandelt, können die Knochen mit anderen zusätzlichen Verfahren weiterbearbeitet werden.

Die Entkalkung von Knochen unter *Schwachstromeinwirkung* benötigt nur geringe Zeit gegenüber älteren Methoden, wie z. B. der oben angegebenen. Durch die kürzere Entkalkungsdauer werden die Objekte somit auch vor sonst nicht zu vermeidenden Schädigungen durch die Entkalkungsflüssigkeiten bewahrt. Die Resultate, die ich mit dieser Methode erzielte, waren so gut, daß ich dieses Verfahren wohl als das zur Zeit beste ansprechen möchte und es jedem, der die Kosten einer solchen Anlage nicht scheut, nur empfehlen kann. Dieses Verfahren wurde eingehend von RICHMANN, GELFAND u. HILL[1] für kleinere histologische Präparate beschrieben.

Der Arbeitsgang ist kurz folgender: Wie bei den anderen Verfahren wird das Objekt (welches bei dieser Methode jedoch vorher nicht fixiert werden muß; nur bei Knochen mit Weichteilen ist eine vorherige Fixierung zu empfehlen) auf eine einzuhängende perforierte Porzellanschale gelegt und in der mit auf 30—40° C erwärmter Entkalkungsflüssigkeit belassen. Die von den Autoren angegebene Zusammensetzung ist recht brauchbar, doch erzielte ich für Totalpräparate bei gleichen Säuren in nur etwas abweichender Konzentration bessere Erfolge. Die Zusammensetzung ist folgende: 500 cm³ Ameisensäure (konz. chem. rein), 150 cm³ Salzsäure (konz. chem. rein) und 800 cm³ dest. Wasser. Der Bottich wird mit einer teilweise mit Celluloid getränkten, entsprechend zugeschnittenen und etwas einfassenden Korkplatte verschlossen. In diese Korkplatte sind zwei entsprechend große Öffnungen für die zuleitenden Platindrähte zu bohren; in Ermangelung von Platindraht lassen sich auch Hartkohlestifte verwenden, wobei der positive Pol sich jedoch mit steigender Sättigung der Lösung mit gelösten Salzen entsprechend abnutzt, so daß hier wie auch sonst die Entkalkungsflüssigkeit des öfteren erneuert werden muß. Die Platindrähte bzw. Kohlestifte werden mit der erforderlichen 6-Volt-Gleichstromleitung (Akkumulator oder durch Zwischenschaltung eines entsprechenden Widerstandes mit Leitungsstrom) verbunden und der positive Pol mit dem Objekt in Kontakt gebracht. Der durch Objekt und Entkalkungslösung geleitete Strom entfernt infolge der dabei stattfindenden Elektrolyse die Ca-Ionen im elektrischen Feld

---

[1] RICHMANN, I. M., M. GELFAND and I. M. HILL: A method of decalcifying bone for histologic section. Arch. of Path. **44**, 92 (1946).

entsprechend rascher, so daß die Entkalkungsdauer sehr abgekürzt wird. Genaue Angaben über die Dauer lassen sich nicht machen, doch variiert sie hier nicht um Tage, sondern nur um Stunden. Zur Entkalkung einer Scapula z. B. benötigte ich etwa 45 Std. Nach Herausnehmen der Objekte aus der Entkalkungslösung werden sie, wie angegeben, etwa 36 Std. in Natriumsulfatlösung gelegt und hernach in fließendem Wasser gründlich ausgewaschen. Die weitere Behandlung der Knochen bereitet nach der so durchgeführten Entkalkung keinerlei Schwierigkeiten mehr.

Knochen, die *gefärbt* werden sollen, dürfen selbstverständlich *nicht* entkalkt werden.

## 9. Die Zusammensetzung von Knochenpräparaten.

*Der Zusammenbau von Knochenfragmenten*, insbesondere von Schädeln, erfordert eingehende anatomische Kenntnisse, viel Geschick und vor allem Geduld! Ohne diese Eigenschaften ist die Arbeit aussichtslos. Auch sehr erfahrene Präparatoren haben oft lange und mühsam zu arbeiten, bis sie alle Teile z. B. eines stark zertrümmerten Schädels zusammengefügt haben. Verfolgen wir nun einmal den Hergang und die einzelnen, zur Anwendung kommenden Methoden in einem solchen Falle. Wir haben vor uns ein Häufchen kleiner und kleinster Knochensplitter, welche zu dem ursprünglichen Schädel zusammengesetzt werden sollen, wie Abb. 5 zeigt.

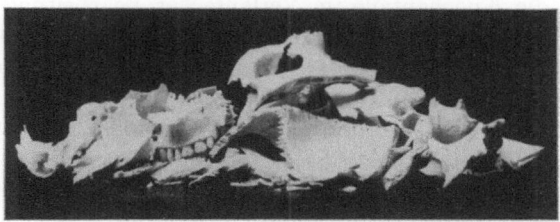

Abb. 5. Knochenteile eines Schädels.

Nach einer alten Methode, die auch heute noch vielfach zur Anwendung kommt, werden die einzelnen Teile, wie sie aneinander passen oder zueinander gehören, mit einem Spiralbohrer durchbohrt und jeweils mit einer Drahtschlaufe verbunden und gehalten. Da das Zusammendrehen der Schlaufe nach außen schon des Anfassens wegen nicht zweckmäßig ist, sollte dies nach innen geschehen, was jedoch nicht immer möglich ist. Kleinste Knochensplitter von nur wenigen Millimetern Größe und von sehr dünner Beschaffenheit, wie von Nase, Schläfenschuppe oder Augenhöhle, springen oder bersten aber bei der Durchbohrung und ergeben durch die so verursachten künstlichen Sprünge häufig ein falsches Bild im Sprungsystem. Zum anderen müssen sie oft wegen ihrer zu kleinen und dünnen Beschaffenheit ganz weggelassen werden, so daß dadurch künstliche Lücken im Schädel auftreten, welche die Rekonstruktion der eigentlichen Bruchlinien wesentlich erschweren können. Die Drahtmontage eines derartigen Schädels zeigt Abb. 6.

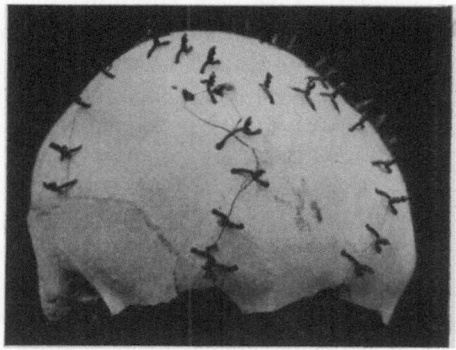

Abb. 6. Schädel-Drahtmontage.

Ist ein Präparat nach dieser Methode noch so sauber und mit größter Mühewaltung hergerichtet, so werden doch fast immer die nicht zu verdeckenden Drahtschlaufen und fehlende Knochenteile das Aussehen stark beeinträchtigen.

Die zweite, *bessere und neuzeitliche Methode der Zusammensetzung*, die ich schon seit Jahren mit bestem Erfolg anwende, vermeidet diese Nachteile. Die Ergebnisse ihrer Anwendung bilden bei sorgfältiger Arbeit Schmuckstücke einer jeden Sammlung. Man verwendet hierbei wasserfeste Kunstharzklebstoffe.

Die zueinander gehörenden Knochensplitter und -teile werden an den Bruchstellen mit einem sog. Alleskleber bestrichen und zusammengefügt. Ist die Klebmasse erstarrt, werden weitere Teile angeklebt, und so fort, bis der Schädel seine ursprüngliche Form wiedererhalten hat. In den einzelnen Zwischenpausen, während welcher die Klebmasse erstarrt, müssen die Bruchstücke, wie bei jeder Leimung, in ihrer endgültigen gegenseitigen Stellung aneinandergedrückt bleiben.

Bei Schädeln Jugendlicher, deren Knochen noch hohe Elastizität besitzen, kann es sogar nötig werden, die jeweils zusammengeklebten Teile mittels Schraubzwingen vorsichtig einzuspannen. Das Zusammenfügen der einzelnen Knochen, insbesondere aber ein genaues, passendes Aufliegen der abgetrennten Kalotte, bereitet bei Schädeln Neugeborener und solcher jüngerer Individuen, die noch in sehr hohem Grade Elastizität aufweisen, besondere Schwierigkeit, da sich die Knochenteile im Verlaufe der Bearbeitung durch die Maceration, das Entfetten, Bleichen und Trocknen in ihrer Form mehr oder weniger verändern. Dieses trifft besonders für die flächenhaften, dünnen Knochenteile, wie Scheitel-, Stirn- und Hinterhauptsbein, zu.

Der Aufbau des Schädels wird daher mit dem Zusammensetzen der kleineren und festen Knochen begonnen. Erst dann werden die größeren Teile unter leichtem, biegendem Druck an entsprechender Stelle angeklebt, wobei sie bis zum Erstarren des Leimes in ihrer erforderlichen Form erhalten werden müssen, so daß sie sich nachher in dieser Stellung nicht mehr verändern. Oft lassen sich jedoch die Knochen nicht ohne Schädigung in die ursprüngliche Form zurückversetzen, hier wird ihnen durch Eintauchen in Wasser ihre Elastizität und Biegsamkeit wiedergegeben. Unter Zuhilfenahme von Klemmen oder durch Umkleben mit Leukoplast lassen sie sich nun ohne Schwierigkeit an den entsprechenden Stellen nach genauer Formgebung einpassen. Nach dem Trocknen der Knochenteile werden die Hilfsmittel entfernt, und dann erst werden die Knochen angeleimt. Nach dem Zusammenfügen der Kalotte und des Unterschädels wird mit der Kalotte in beschriebener Weise verfahren, so daß ein Leukoplaststreifen die gefeuchtete Kalotte bis zur Beendigung des Trocknens mit dem Unterschädel verbindet. Nach der Abnahme der Hilfsbefestigung wird die Kalotte genau auf den Unterschädel passen, so daß ihre Befestigung nun leicht ist. Die über die Fläche heraustretenden Klebstoffreste werden mit einem Skalpell vorsichtig entfernt. Gelöste und herausgefallene Zähne werden in gleicher Weiser wieder in die Kiefer eingeklebt. An dem nun völlig hergerichteten Schädel werden Kalotte und Unterkiefer in der üblichen Weise mit Stiften und Federn befestigt. Einen so, mit wasserfestem Klebstoff, aufgebauten Schädel zeigt Abb. 7.

Zur besseren Übersicht und Veranschaulichung *der Sprungsysteme* werden diese mit einer dünnen Feder und roter, schwarzer oder grüner Tusche — etwas von der Sprunglinie entfernt — fein nachgezogen. Mehrere Sprungsysteme, die

## Die Zusammensetzung von Knochenpräparaten.

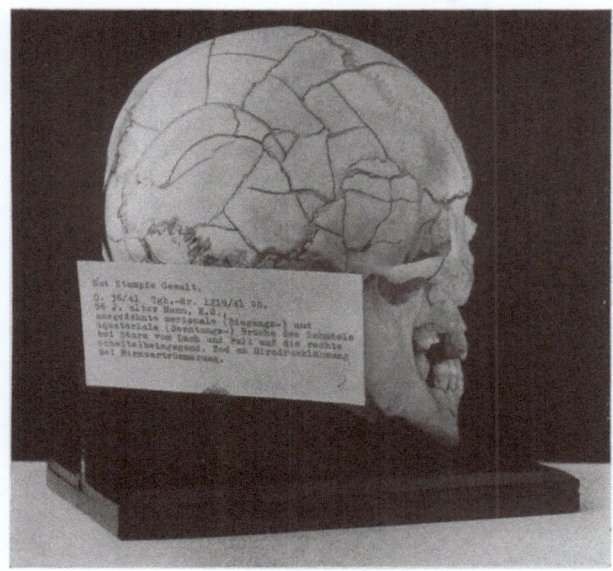

Abb. 7. Geklebter Schädel.

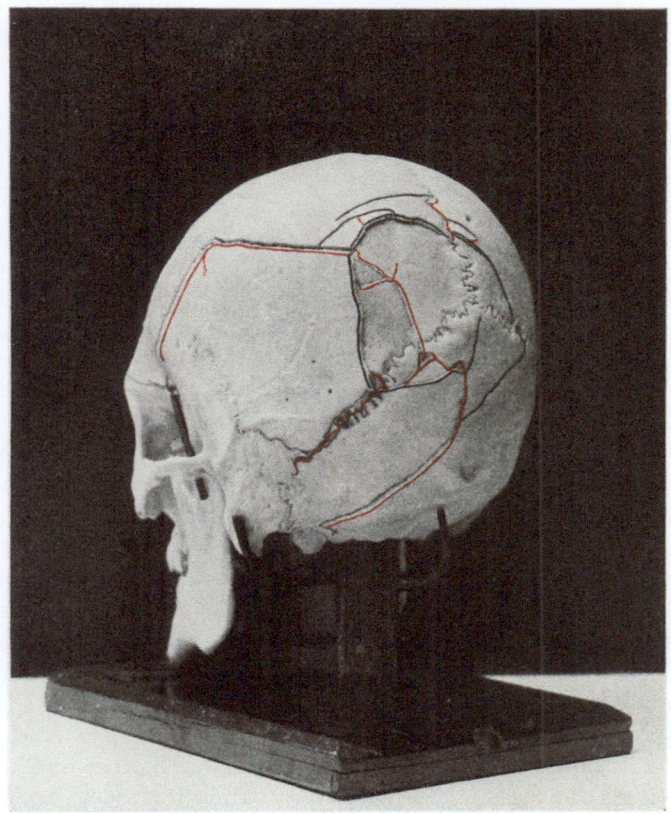

Abb. 8. Nachgezeichnetes Sprungsystem am geklebten Schädel.

ineinandergreifen, werden jeweils in verschiedenen Farben nachgezeichnet, wodurch das Zertrümmerungsbild und die verschiedenen Einwirkungszentren eindrucksvoller und übersichtlicher gestaltet werden. Diese verschiedenfarbigen Nachzeichnungen eines Sprungsystems zeigt Abb. 8.

Der Schädel, der nun auf einen dunklen Schädelständer montiert wird, kann noch, bevor er in die Sammlung eingereiht wird, wie unter I, 7, mit farb- und glanzlosem Lack überzogen werden, welcher das Eindringen von Staub verhindert. Die fertigen Präparate sind völlig naturgetreu und sehr übersichtlich. Diagnostisch wichtige Knochenverletzungen können noch durch farbige Celluloidpfeile, deren Herstellung bei den Feuchtpräparaten noch näher beschrieben wird, durch Ankleben am Rande der betreffenden Stelle besser kenntlich gemacht werden, wie es Abbildund 9 zeigt.

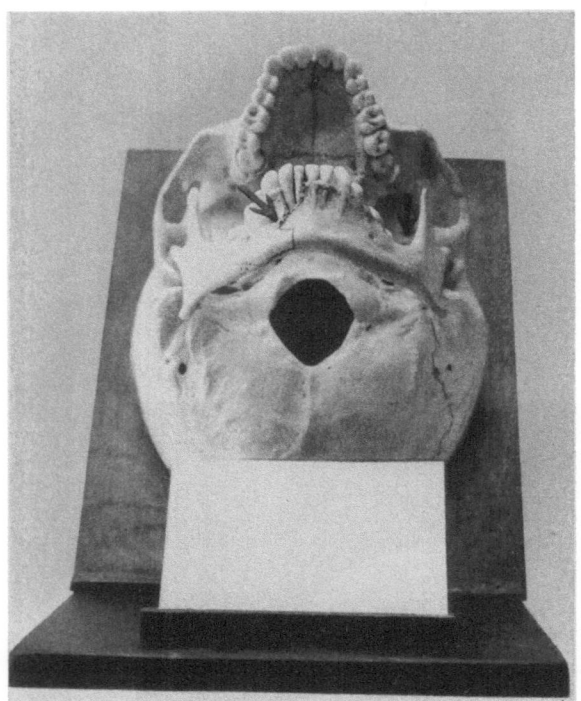

Abb. 9. Schädel mit Pfeilen.

## 10. Die Zusammensetzung eines Skeletes.

Die Zusammensetzung eines macerierten Skeletes erfordert eingehende anatomische Kenntnisse und Erfahrung über den Bau und die Form des menschlichen Körpers, die dem Skelet nach der Maceration naturgetreu wiedergegeben werden soll. Aus diesem Grunde ist es unerläßlich, vor der Maceration einige wichtige Maße der Leiche zu nehmen. Besonders wichtig sind die Länge der Wirbelsäule sowie der Tiefendurchmesser und der Neigungswinkel des Brustkorbes.

Nach dem Sortieren der einzelnen Knochen wird mit der Zusammensetzung der Wirbelsäule begonnen. Die bei der Maceration zerstörten Zwischenwirbelscheiben werden durch Filz ersetzt. Die Stärkeverhältnisse der einzelnen Scheiben sind besonders zu beachten, da sich diese weitgehend den natürlichen anpassen sollen. Die zugeschnittenen Filzscheiben werden sodann an der Unterseite des jeweiligen Wirbelkörpers mit wasserfestem Klebstoff befestigt. Nach der Durcharbeitung der Wirbelsäule werden die einzelnen Wirbelkörper durch etwa 1 mm starken Messingdraht miteinander verbunden. Hierfür werden die Wirbelkörper in der Mitte und das Kreuzbein von unten vorn nach schräg oben durchbohrt.

Mit der Einführung des Drahtes wird dann an der unteren vorderen Bohröffnung im Kreuzbein begonnen, und nach der Befestigung des Drahtes werden alle anderen Wirbelkörper der Reihe nach aufgezogen. An dem letzten Wirbel wird der Draht sodann wieder befestigt. Zur Formgebung der Wirbelsäule wird in den Mittelkanal eine, der ursprünglichen Wirbelsäulenform entsprechend gebogene 5—10 mm starke Eisenstange eingeführt, welche gleichzeitig dem Skelet den nötigen Halt verleiht. Um dem Rosten der Stange sowie dem Oxydieren der Messingdrähte vorzubeugen, können diese vorher mit Wachs oder Schellack überzogen werden. Die in den Mittelkanal eingeführte Stange soll aber so lang sein, daß auf dem aus dem Kanal herausragenden Teil noch der Schädel montiert werden kann.

Zur Errichtung des Brustkorbes, mit der jetzt begonnen wird, werden die Rippen an ihren vertebralen Enden und die Wirbelkörper an der Gelenkfläche durchbohrt und mit 0,1—0,5 mm starkem Messingdraht verbunden. Durch die

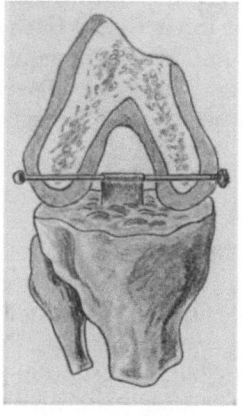
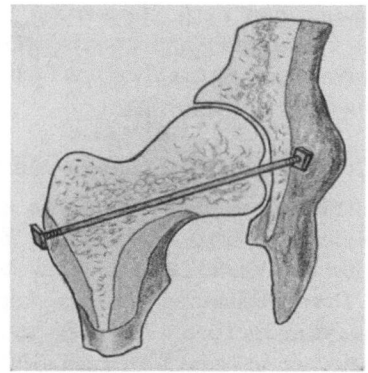

Abb. 10. Fassungsstab durch Oberschenkelkopf.   Abb. 11. Fassung in der Gelenkfläche des Schienbeines und Fassungsstab durch die Kondylen des Oberschenkels.

vordere Spange des 7. Halswirbels wird ein doppelt gelegter, genügend langer Draht gezogen. Dessen Enden werden mit den jeweils aufzurichtenden Rippen — hier sind die gewonnenen Maße besonders zu beachten — verflochten, wobei die Rippen jeweils am Angulus costae erfaßt werden. Nach Anbringen der 12. Rippe werden die Drahtenden zur Wirbelsäule geführt und befestigt. Das Schulterblatt wird am oberen inneren Winkel sowie am unteren Winkel durchbohrt, desgleichen die 3. und 8. Rippe etwa 5 cm vom Vertebralende entfernt. Bei der Befestigung des Schulterblattes werden zwischen Rippen und Schulterblatt an den Verbindungsstellen entsprechend starke (etwa 0,5 mm) Filzscheiben gelegt.

Das Schlüsselbein wird an der Gelenkfläche des Schulterblattes durchbohrt und mit diesem befestigt.

Die Befestigung des Brustkorbes bereitet durch den Verlust der Rippenknorpel Schwierigkeiten, doch lassen sich diese sehr leicht durch mit Watte umwickelten Draht, welcher mit verflüssigtem Kolophonium bestrichen wird, künstlich herstellen. Unebenheiten lassen sich mit einem erwärmten Messer leicht glätten. Das Brustbein wird mit den inneren Enden der Schlüsselbeine sowie mit den Rippenknorpeln verbunden. Das Becken, in dem die Symphyse durch Filz ersetzt wird, wird danach mit 1—2 mm starkem Messingdraht am Kreuzbein befestigt.

Das Zusammensetzen der Extremitäten geschieht in fast gleicher Weise, so daß die Beschreibung der Zusammensetzung eines Beines genügt. Die Befestigung des Oberschenkels am Becken wird durch einen Fassungsstab erreicht, welcher nach dem Durchbohren des Hüftgelenkes am Becken in die Fossa acetabuli und des Oberschenkelkopfes und -halses eingeführt wird. An den Enden der Fassungsstäbe befinden sich Gewinde, an denen die Muttern aufgeschraubt werden. Zur Verbindung des Ober- und Unterschenkels wird in die Gelenkfläche des Schienbeins eine scharnierartige Fassung eingelassen sowie durch die Kondylen des Oberschenkels ein Stift geführt, welcher die Verbindung herstellt, wie Abb. 10 u. 11 zeigen.

Das Wadenbein kann dann ohne Schwierigkeiten mit Draht an dem Schienbein befestigt werden. Die Fußknochen werden mit ihren Gelenkflächen aneinandergespannt und nach Markierung durchbohrt, auf genügend lange Drähte aufgereiht und untereinander verbunden. Das fertige Skelet wird, nachdem es zum Schutze gegen Einstauben mit farb- und glanzlosem Lack überzogen worden ist, an einem Stativ befestigt.

### a) Die Aufstellung von Skeletteilen nach Form.

Ganze Skelete werden wohl kaum nach dieser Methode bearbeitet werden, jedoch Teile derselben, insbesondere Extremitäten, schon des öfteren. Diese Methode hat den Vorteil, daß die Skeletteile völlig naturgetreu aufgestellt werden können. Der Arbeitsgang ist kurz folgender. Die aufzustellenden Skeletteile werden in Formalin fixiert und nach genügendem Härten einseitig freipräpariert, bis alle Knochen in ihren Konturen sichtbar sind. Auf diese Seite wird nun Gips aufgetragen und nach dem Abbinden des Gipses die Form abgenommen. Die Knochen werden nun in der üblichen Weise durch Maceration, Entfetten und Bleichen weiterbehandelt. Die fertiggestellten Knochen werden dann wieder an entsprechender Stelle in die Form gelegt und in der Form liegend durchbohrt. Die Bohröffnungen müssen hierbei genau mit der Drahtstärke übereinstimmen. Der in Tischlerleim getauchte Draht wird durch die Knochen gezogen, welche jetzt bis zum Erstarren des Leimes in der Form verweilen müssen. Die Zwischenräume der einzelnen Knochen sind durch entsprechende Filzscheiben zu ersetzen. Nach dem Trocknen des Leimes werden die Knochen wieder mit Lack überzogen und montiert.

## 11. Die Ergänzung fehlender Knochenstücke durch Plastikmasse.

Anatomische Fachkenntnisse sind erforderlich, wenn *die Nachbildung* fehlender Knochenteile durch Plastikmasse geschehen muß. Als Beispiel möge die Rekonstruktion eines Schädels dienen, der 25 Jahre im Walde gelegen hatte und von welchem nur einige restliche Knochen gefunden wurden. Das Fehlende, welches den weitaus größeren Teil ausmachte, war von Tieren verschleppt oder vernichtet worden. Mit Hilfe von Modellierton ergänzte ich die fehlenden Teile und arbeitete

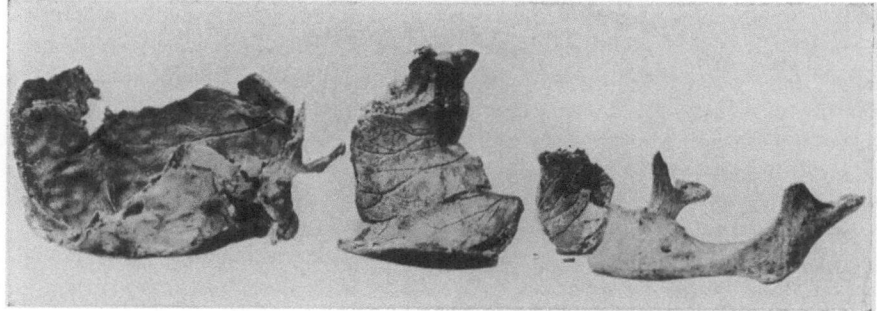

Abb. 12. Knochenreste eines Schädels.

den in seine ursprüngliche Form gebrachten Schädel weiter aus. An den Knochenresten erkennbare Sprunglinien wurden in der Modelliermasse entsprechend weiter geführt. An so rekonstruierten Schädeln können durch Modellversuche weitere Fragen, z. B. etwa ob Ein- oder Ausschuß, nachgeprüft werden.

In dem beschriebenen Fall handelt es sich um eine Schußverletzung. Der Täter konnte nach 25 Jahren, durch Mithilfe dieses Schädelmodelles, überführt werden. Abb. 12 zeigt die noch vorhandenen Knochenreste, Abb. 13 die Rekonstruktion im fertigen Präparat.

## 12. Herausnahme des knöchernen Schädels mit Wiederherrichtungstechnik.

In der gerichtlichen Medizin ist es oft notwendig, den knöchernen Schädel zu asservieren, um später bei Gerichtsverhandlungen Beweismaterial vorlegen zu können; auch besondere pathologische Veränderungen erfordern gelegentlich die Entnahme des knöchernen Schädels. Um der Leiche ihr natürliches Aussehen wiederzugeben, muß in solchem Falle die abgetrennte Kopfhaut wieder ausgefüllt werden. Findet die Sektion in einem Institut statt, ist es nicht besonders schwer, durch Abnahme einer Totenmaske mit Gips oder durch Modelliermasse Ersatz zu schaffen. Anders liegt der Fall, wenn die Sektion außerhalb des Institutes stattfindet. Hier kann man nicht immer Gips und Behälter mitnehmen, auch würde ein solches Verfahren zu viel Zeit in Anspruch nehmen. Durch langjährige Erfahrung hat man auch hier einen behelfsmäßigen Ausweg gefunden, der sich bisher durchaus bewährt hat. Der Arbeitsgang ist folgender:

Man legt den üblichen Sektionsschnitt und trennt die Kopfhaut vollkommen ab. Die Augen werden mit herausgenommen, so daß sie an der Haut bleiben.

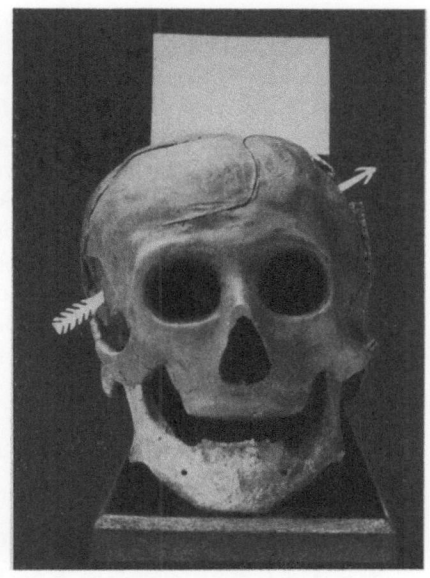

Abb. 13. Rekonstruierter Schädel in Plastikmasse.

Für den Erfahrenen ist dieses nicht schwer. Nur im Bereich der Nase muß man sehr geschickt und vorsichtig arbeiten, um ein Einschneiden zu vermeiden, denn hier ist die Haut sehr dünn und haftet fest am Knochen. Eine einzige Durchtrennung der Haut würde das Gesicht nachher sehr verunstalten. Die Nasenknorpel müssen mit abgetrennt werden. Ist der knöcherne Schädel abgenommen, was im Durchschnitt 20 min in Anspruch nimmt, werden die Lippen von innen her mit einer feinen Naht verschlossen; man bekommt rasch ein Gefühl dafür, wie man die Lippen beim Vernähen zusammenhalten muß. Es ist darauf zu achten, daß die angetrockneten Stellen der Lippen freibleiben (also nicht vernäht werden), denn nur so erhält man die natürliche Haltung der Lippen. Als Ausfüllungsmasse der Kopfhaut wird Zellstoff verwandt; denselben kann man ohne größere Mehrbelastung im Sektionskoffer stets mit sich führen. Der knöcherne Schädel wird nun nach Höhe, Länge und Breite gemessen und danach die Zellstoffmasse (in deren Mitte man auch einfaches Papier mit verarbeiten kann) hergerichtet. Der Zellstoff wird gut angefeuchtet: dadurch läßt er sich einmal besser bearbeiten, und des weiteren bekommt der Kopf dadurch sein natürliches Gewicht. Hat die Zellstoffmasse ungefähr die Form des knöchernen Schädels, werden Augenhöhlen und Nase entsprechend ausgehöhlt und geformt. Als Unterkieferersatz dient zusammengedrehtes, dickes Packpapier oder Pappe. Zusätzlich kann man den Unterkieferersatz noch mit wasserdichtem Stoff umlegen, damit er keine Feuchtigkeit anzieht. Ist die Zellstoffmasse im groben in die Form des Schädels gebracht worden, besonders die Augen und die Nase, kann man das Ganze noch durch gekreuzte Bindfäden zusammenhalten. Sodann bringt man zuerst den Unterkiefer in seine Lage, und danach die übrige Masse. Sollte sich hier und da noch ein leerer Raum zeigen, so ist dieser mit feuchtem Zellstoff auszufüllen. Jetzt kann die Kopfhaut wie üblich vernäht werden. Um dem Ganzen noch mehr Halt zu geben, nimmt man eine 10—15 cm breite Mullbinde, unter Mitverwendung von Zellstoff, und legt einen ordnungsmäßigen Verband an. Sind die Augen in den vorher gemachten Augenhöhlen gut untergebracht, so kann man die Lider ein klein wenig öffnen, damit das Auge zu sehen ist. Hierdurch gewinnt der Kopf noch an Natürlichkeit. Der ganze Arbeitsgang nimmt etwa 1 Std. in Anspruch.

## 13. Schädel- und Kalottenständer.

Die Aufstellung einzelner Knochen von Extremitäten oder ganzer Skelete auf Stativen, bei denen die Haltestange angeschraubt oder eingelassen wird, macht dem Geübten keine Schwierigkeiten. Die Montage von Schädeln und Kalotten sowie ihren Teilen bereitet aber in vielen Fällen Hindernisse. Betrachten wir deshalb diese Verfahren eingehender.

### a) Die Schädelmontage.

Die Montage von Schädeln wird auf den verschiedensten, besonders zu diesem Zweck konstruierten *Ständern* durchgeführt. Die Schädel werden z. B. auf zwei auf einer Grundfläche befestigte Metallbügel gesetzt, so daß der hintere Bügel vor den Warzenfortsätzen steht, während vorn der Oberkiefer aufliegt. Einen Vorteil hat diese „Aufstellung", wenn man sie als eine solche überhaupt ansprechen kann, nicht, denn bei jeder kleinen Berührung oder Bewegung des

Schädel- und Kalottenständer.

Ständers fällt der nicht weiter befestigte Schädel von seiner Unterlage herab. Um diesen Nachteil zu vermeiden, montiere ich seit Jahren die Schädel auf

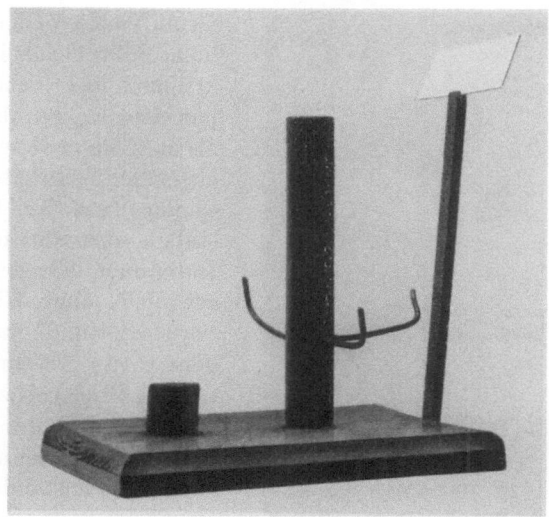

Abb. 14. Schädelständer, Beschriftung hinten.

einen von mir entworfenen Ständer, der ihm den nötigen Halt bietet und es überdies ermöglicht, ihn nach allen Seiten zu bewegen und sicher zu transportieren, ohne daß er herunterfällt. Dieser bis auf 3 Drahtstäbe ganz aus Holz

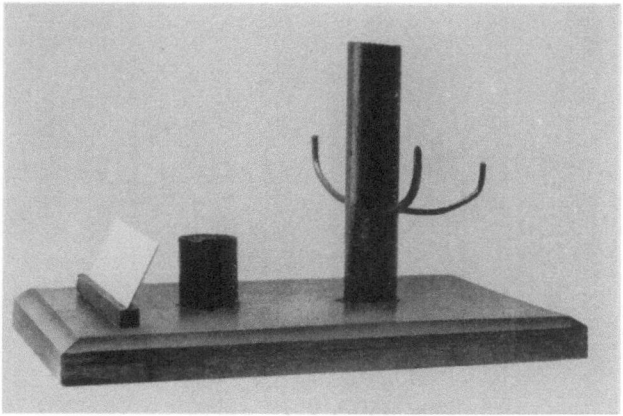

Abb. 15. Schädelständer, Beschriftung vorn.

gearbeitete Ständer besteht aus einer *Grundfläche*, in welche im vorderen Drittel ein kleines und im hinteren Drittel ein größeres Rundholz eingelassen ist.

In der mittleren Höhe des hinteren Rundholzes werden nach den Seiten und nach hinten Drahtstäbe eingelassen, auf welchen später der Schädel ruht. Das hintere Rundholz wird durch das Hinterhauptloch in die Schädelhöhle eingeführt, bis dieser mit seiner Grundfläche auf den Drahtstäben ruht, die dann

18  Herstellung von Knochenpräparaten.

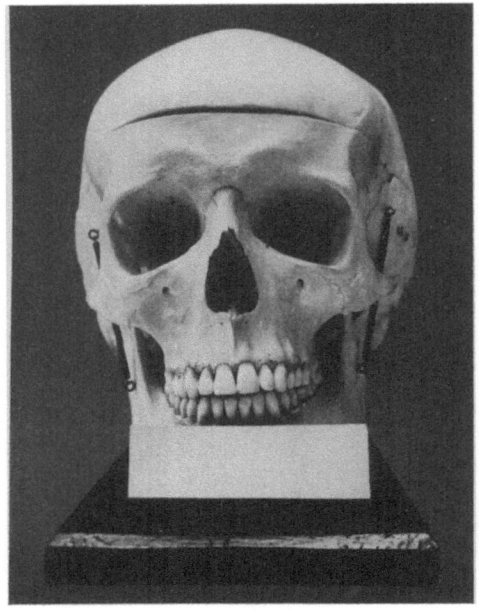

Abb. 16. Fertig aufgestellter Schädel.

entsprechend der Schädelform nachgebogen werden. Der Unterkiefer ruht mit seinem mittleren Teil auf der Grundfläche vor dem vorderen Rundholz. Sollte sich bei der Verschiedenartigkeit der Schädel das Hinterhauptsloch gegenüber dem Rundholz als zu klein erweisen, so ist entsprechend der Lochweite das Rundholz in seinem oberen Teil bis zu den Drahtstäben abzuschleifen. Bei jüngeren Individuen läßt sich der Unterkiefer oft nicht ohne Hindernis vor das vordere Rundholz bringen. Hier genügt ein Abschrägen des Holzes, um das Hindernis zu beseitigen. Bei Anfallen größerer Mengen solcher Schädel fertigt man am zweckmäßigsten Schädelständer mit entsprechend *kleinerem Abstand der Hölzer* an.

*Die Beschriftung dieser Präparate* wurde ursprünglich an einer an der Hinterseite der Grundfläche angebrachten Leiste mit schrägem Einschnitt vorgenommen, in die das auf Pappe geklebte Etikett eingeschoben wurde (Abb. 14).

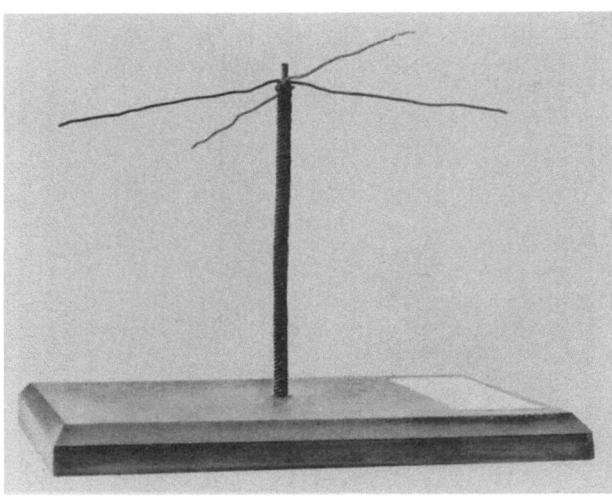

Abb. 17. Drahtständer.

Um bei der Betrachtung des Präparates ein gleichzeitiges Lesen zu ermöglichen, ohne daß das Präparat aus dem Schrank genommen werden muß, bin ich jetzt dazu übergegangen, die Grundfläche nach vorn etwas zu verlängern

## Schädel- und Kalottenständer.

und in diesem Teil die Beschriftung anzubringen, wie sie auch bei den Feuchtpräparaten Verwendung findet (Abb. 15).

Die Maße der Grundplatte sind 14×25 cm, das vordere Rundholz hat 2,5 cm Durchmesser und ist 5,5 cm hoch. Das hintere Rundholz ist 6 cm hoch und hat 2,5 cm Durchmesser. Den fertig aufgestellten Schädel zeigt die Abbildung 16.

### b) Die Kalottenmontage.

Die Kalotten werden heute noch zu einem großen Teil auf Drahtständer montiert, obwohl die geringe Festigkeit, welche die Objekte auf diesen Ständern haben, durchaus bekannt ist (Abb. 17).

Ich bin von diesen Ständern schon lange abgekommen und

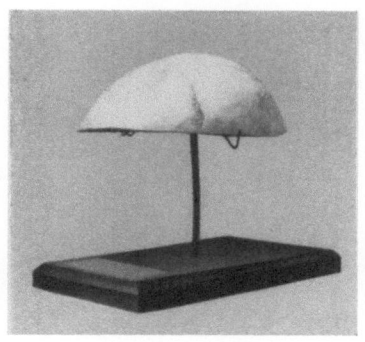

Abb. 18. Kalotte auf Drahtständer.

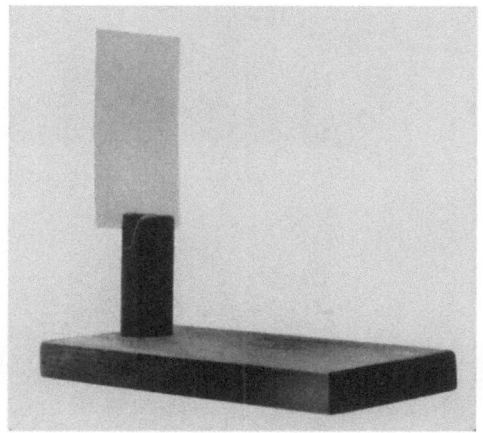

Abb. 19. Kalottenständer mit Rundholz.

montierte anfänglich die Kalotten auf ein in einer Grundfläche eingelassenes Rundholz. Durch einen keilförmigen Einschnitt in das Rundholz, entsprechend der Form und dem Maß ihres Knochenrandes, erhält die Kalotte ihren nötigen Halt.

Diese Art der Montage hat gegenüber der auf Drahtständer viele Vorteile, doch erschien sie so immer noch nicht ideal. Ich konstruierte dann einen Ständer mit Klemmfedern, der sich vorzüglich bewährt hat (Abb. 21).

Auf einer hölzernen Grundfläche wird die Klemmfeder, die in einen starken Metallstab ausläuft, befestigt. Der hinteren beweglichen Backe, die in einen Hebelarm ausläuft, wird durch eine starke Druckfeder die nötige Klemmkraft verliehen. Die Kalot-

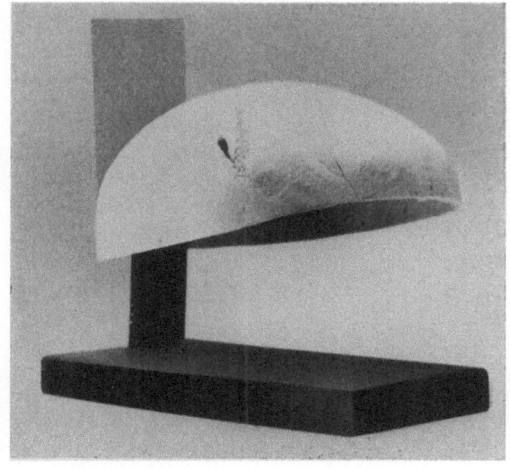

Abb. 20. Kalotte auf Kalottenständer mit Rundholz.

ten haben auf diesem Ständer immer den nötigen Halt und lassen sich durch leichten Druck auf den Hebelarm abnehmen und nachher wieder einsetzen.

20 Herstellung von Knochenpräparaten.

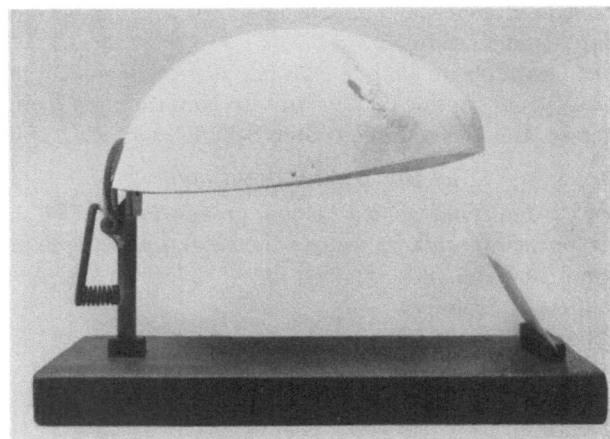

Abb. 21. Kalottenständer mit Klemmfeder und Kalotte.

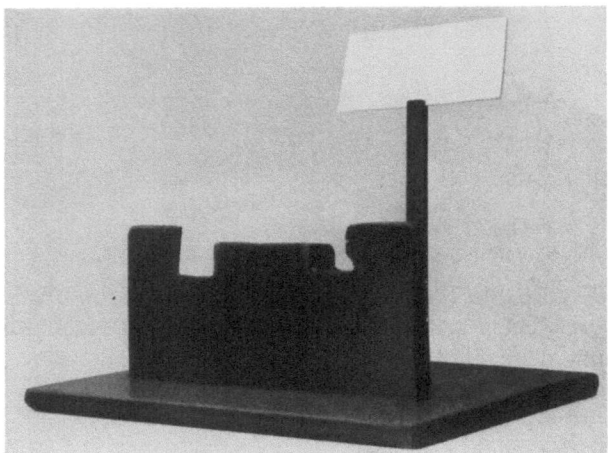

Abb. 22. Ständer für einzelne Knochenstücke.

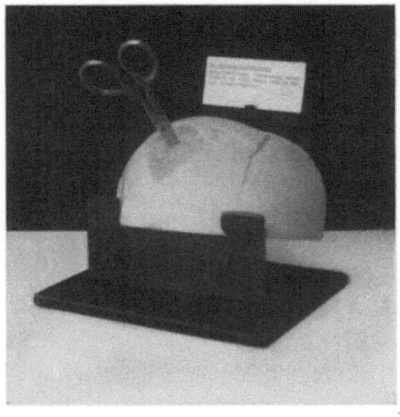

Abb. 23. Fertiges Präparat.

Die Beschriftung der Präparate wird, wie schon bei den Schädelständern unter I, 10a erwähnt, vorgenommen.

### c) Die Montage von Knochenstücken.

Wird es erforderlich, einzelne Knochenstücke, insbesondere solche von Schädeln, zu montieren, so wird dies auf einer Holzplatte vorgenommen, die senkrecht auf einer Grundfläche steht. Am oberen Rand der aufgesetzten Holzplatte werden entsprechend der Knochenform zwei Lücken eingeschnitten, in welche dann das Knochenstück gesetzt wird. Die Beschriftung erfolgt in gleicher Weise wie bei den Schädelständern (Abb. 22 u. 23).

## II. Herstellung von Trockenpräparaten.

Die gerichtliche Medizin stellt — abweichend von anderen Fachgebieten — besondere Anforderungen an die Präparatoren und verlangt wegen ihrer Vielseitigkeit immer wieder neue Methoden und Ideen. So nimmt hier die Trockenpräparation, die eine *Verbindung von Knochen- und Weichteilpräparaten* darstellt, eine besondere Stellung ein. Kommt es doch immer darauf an, die natürliche Form und Farbe zu erhalten und durch den Präparationsgang das Objekt nicht zu schädigen oder vorhandene Spuren, wie Ablagerungen von Tannennadeln, Laub, Schmutzpartikeln oder anderen Dingen, die in forensischen Fällen von ganz besonderer Bedeutung sein können, zu verändern oder zu vernichten. Die fertiggestellten Präparate sollen aber nicht allein dem Fachmann, sondern auch dem Laien ein klares und eindeutiges Bild geben und jeden Zweifel in der Beurteilung beseitigen. Die gebräuchlichen Verfahren nach SEMPER, WICKERSHEIMER, die Talginjektion, Paraffinierung nach FARRIES und HOCHSTETTER sind wegen ihrer Veränderung an den Objekten, sei es in Form oder Farbe, nicht immer sehr zweckmäßig. Für solche Fälle ist es mir nach langjähriger Arbeit gelungen, auch auf diesem Gebiet ein neues leichtes und zweckdienliches Verfahren auszuarbeiten, welches sich bereits ausgezeichnet bewährt hat.

Betrachten wir zunächst einmal die anderen Methoden und deren Vor- und Nachteile. Zur besseren Übersicht unterteilen wir sie in Methoden, die in der Hauptsache für *Hohlorgane*, wie z. B. Magen und Darm, in Frage kommen, und in solche, die für *feste Körper* angewandt werden. Es seien hier nur die am häufigsten in der Praxis verwendeten Verfahren der Präparation angeführt. Abweichungen und Verbesserungen sind bei diesen Methoden sicher auch anderweitig schon praktisch erprobt und gelegentlich veröffentlicht worden. Es besteht die Möglichkeit, bei einigen Verfahren durch Bearbeitung der Objekte im *Vakuum* den Schrumpfungsgrad herabzusetzen.

### 1. Trockenpräparation von Hohlorganen.

Für Hohlorgane finden die Talginjektion und das SEMPERsche Verfahren Anwendung, doch wird von sehr vielen Präparatoren heute schon für fast alle hierhergehörigen Objekte die später beschriebene Paraffindurchtränkung angewandt.

**a) Die Talginjektion,** nur wenig gebräuchlich wegen ihrer Kostspieligkeit und der Nachteile des Schrumpfens und Farbenverlustes, wird folgendermaßen angewandt:

Der durch Erwärmen flüssig gemachte Talg wird mit einer Druck- oder Schraubspritze injiziert, nachdem vorher selbstverständlich alle Öffnungen bis auf die zur Injektion freibleibende verschlossen wurden. Nach erfolgter Füllung, bei der peinlichst darauf zu achten ist, daß sich keine Hohlräume und Luftblasen bilden, da diese späterhin im fertigen Präparat Eindellungen und Falten ergeben, wird auch die Injektionsstelle verschlossen. Das gefüllte Objekt gelangt zur Erstarrung des Talges in kaltes Wasser. Ist dies geschehen, wird das Präparat dem Wasser entnommen und zum Trocknen aufgehängt. Nach dem Abtropfen der Feuchtigkeit wird das betr. Organ, um eine spätere Beschädigung oder Zerstörung durch den Speckkäfer zu verhindern, mit einer 3%igen alkoholischen Arseniklösung bestrichen und dann vollends getrocknet. Nach beendetem Trocknen wird der Talg im Thermostaten wieder verflüssigt und aus dem Präparat ausgelassen. Diese Präparate müssen dann noch entfettet werden, was in der gleichen Weise geschieht, wie sie bei den Knochenpräparaten beschrieben wurde. Doch ist hier besonders das warme Verfahren anzuwenden, und dieses auch nur mit größter Vorsicht wegen der leichten Zerstörbarkeit und möglichen Beschädigung der Präparate. Ist die Entfettung abgeschlossen, wird das Präparat nochmals getrocknet und zur Schlußbehandlung mit einer Lösung aus gleichen Teilen Leinöl und Xylol bestrichen. Die Präparate sind dann nach ihrer Aufstellung zur Aufbewahrung in einer Sammlung geeignet.

**b) Das SEMPERsche Verfahren** kann als Vorstufe der später zur Entwicklung gekommenen Paraffindurchtränkung angesehen werden, doch hat diese Methode noch den großen Nachteil, daß die Präparate die Farbe völlig verlieren und ein gipsweißes Aussehen bekommen. In dem Herstellungsgang werden die Präparate möglichst frisch zur Fixierung in wäßrige reine, gelbe Chromsäurelösung gebracht. Die endgültige Färbung der Organe wird dann in Spiritus vorgenommen. Gehärtete, aus dem Spiritus entnommene Präparate bringt man in absoluten Alkohol. Der Alkohol wird durch portionsweisen Zusatz von Terpentin allmählich verdrängt. Die Verdrängung soll im Thermostaten vorgenommen werden, wo im gleichen Maße, wie der Alkohol verdunstet, Terpentin zugesetzt wird. Ist das Präparat von Terpentin gut durchtränkt, wird es aus der Flüssigkeit genommen und an der Luft zum Trocknen aufgehängt. Dadurch, daß hierbei Luft in das Gewebe eintritt, erhalten die Präparate ein gipsweißes Aussehen. Nach dem Trocknen ist der Herstellungsgang beendet, und die Präparate brauchen nur noch montiert zu werden.

## 2. Trockenpräparation von festen Organen.

Die nachstehend behandelten Methoden eignen sich in gleicher Weise für kompakte wie hohle Organe. Es handelt sich um folgende Verfahren: die ältere Methode, nach WICKERSHEIMER, die nicht mehr häufig angewandt wird, und die Paraffindurchtränkung nach FARRIES und HOCHSTETTER.

**a) Die WICKERSHEIMERsche Methode** soll bei den Präparaten Form, Farbe und Biegsamkeit erhalten. Dies ist jedoch, je nach Art und Größe sowie nach Beschaffenheit der Organe, mehr oder weniger oft nicht der Fall.

WICKERSHEIMER gibt zur Herstellung der Präparate folgendes Verfahren an: Die Objekte werden 6—12 Tage in eine Lösung gebracht, die sich aus 100 g Alaun, 25 g Kochsalz, 20 g Salpeter, 60 g Pottasche, 10 g arseniger Säure — in 3000 cm³ kochendem Wasser gelöst und kalt filtriert — zusammensetzt; auf je 10 Liter werden 4 Liter Glycerin und 1 Liter Methylalkohol zugegeben. Die Präparate werden nach beendeter, vollständiger Durchtränkung, was je nach Größe der Objekte verschieden lange dauert, der Lösung entnommen, an der Luft getrocknet und für Sammlungszwecke montiert.

**b) Die Paraffindurchtränkung nach HOCHSTETTER:** Diese ist im Augenblick wohl die am meisten gebräuchliche Methode. Die Präparate sind unbegrenzt haltbar und neben ihrer Handlichkeit sehr leicht zu montieren und aufzubewahren.

Die Nachteile bestehen jedoch in der mehr oder weniger starken Schrumpfung der Organe beim Herstellungsgang und im Auftreten einer einheitlich braunen Farbe. Außerdem ist dieses Verfahren sehr teuer. Das Prinzip der Herstellung ist das gleiche wie bei der Paraffindurchtränkung histologischer Präparate. Wir unterscheiden hier wiederum zwei Methoden, von der die nach FARRIES etwas von der nach HOCHSTETTER, der allgemein gebräuchlichen, abweicht und zusätzlich den Versuch macht, die natürlichen Farben der Objekte zu erhalten. Sie wurde im Jahre 1876 von FREDROCO zuerst verwendet und später (1886) von G. SCHWALBE für die Herstellung trockener Gehirnpräparate benutzt, dann besonders gepflegt und ausgearbeitet von SCHMEIDEL und HOCHSTETTER. Alte, nach anderen Arbeitsgängen rekonstruierte Präparate eignen sich nicht für diesen Herstellungsgang. In die möglichst frischen Präparate wird zur Härtung eine starke (10%ige) Formalinlösung injiziert, oder sie werden in Formalin, 10%, eingelegt, oder beides. Zur Härtung eignen sich auch Formalinalkohol oder Chromsäure. Die gut fixierten Objekte werden nun in Alkohol entwässert, indem sie von 50%igem in 70%igen und schließlich in 96%igen Alkohol überführt werden. Die Präparate werden jeweils so lange in der Lösung belassen, bis der Prozentgehalt des Alkohols nicht mehr herabgesetzt wird. Der Endflüssigkeit (96%iger Alkohol) wird 5% konzentrierte Carbolsäure zugesetzt. Bei absolutem Alkohol, der jedoch sehr teuer ist, fällt der Zusatz von Carbolsäure weg (gebrauchter absoluter Alkohol kann durch Zusatz von wasserfreiem Kupfersulfat und anschließender Destillation wieder völlig entwässert werden).

In Formalinalkohol fixierte Organe können sofort in 96%igen Alkohol + 5% Carbolsäure oder in absoluten Alkohol gebracht werden. Als Intermedium verwendet man gereinigtes Benzin oder Xylol, welchem wiederum 5% Carbolsäure zugesetzt werden. Bei den in absolutem Alkohol gelegenen Präparaten fällt der Zusatz von Carbolsäure fort. Die in Carbol-Benzin befindlichen Präparate werden nach einiger Zeit in reines Benzin überführt.

Die Paraffindurchtränkung, die nun vorgenommen werden kann, geschieht im Thermostaten. Der Flüssigkeit (Benzin oder Xylol) wird vor dem Einbringen bereits verflüssigtes Paraffin zugesetzt. Die Flüssigkeit wird nun erwärmt, doch soll ihre Temperatur nicht viel höher als 2—3° C über dem Schmelzpunkt des Paraffins liegen. In gleichem Maße, wie Benzin verdunstet, wird dann Paraffin zugesetzt, und zwar so lange, bis sich das Präparat schließlich in reinem Paraffin befindet. Ist das Objekt in genügendem Maße durchtränkt, so nimmt man es aus der Lösung und läßt es im Thermostaten bei der dem Schmelzpunkt des Paraffins entsprechenden Temperatur ablaufen. Als Unterlage verwendet man am besten Filtrierpapier, da dieses das abtropfende Paraffin aufsaugt. Genügend abgelaufene Präparate werden aus dem Wärmeschrank genommen und an der Luft getrocknet.

Nach dem Erstarren des Paraffins sind die Präparate montierfähig, doch kann man, um ein besseres Abstauben der Objekte zu gestatten, diese noch vorher mit einer dünnen, farblosen Lackschicht überziehen. Die Verweildauer der Objekte in den einzelnen Medien ist, je nach Größe und Beschaffenheit der Präparate, verschieden. Die Fertigstellung eines mittleren Präparates nimmt etwa 8—14 Tage in Anspruch. Doch soll man sich hüten, die Organe zu kurze Zeit in den einzelnen

Flüssigkeiten zu lassen, lieber etwas länger. Schlecht gelungene Präparate können im rückwärtigen Herstellungsgang wieder neu bearbeitet werden.

Einen Kinderkopf mit Brandverletzungen, als Paraffinpräparat nach HOCHSTETTER bearbeitet, zeigt Abb. 24.

**c) Die Paraffindurchtränkung nach FARRIES.** FARRIES, der an sich nach der gleichen Methode wie der eben beschriebenen arbeitet, verwendet jedoch zur Farbenerhaltung zu Anfang eine andere Lösung. Die sonstigen Abweichungen im Herstellungsgang nach HOCHSTETTER sind nur gering.

Die Methode ist kurz folgende: Die möglichst frischen Asservate (alte Objekte eignen sich nicht) werden in eine 10%ige Formalinlösung mit 1% Natriumborat und 1% Kochsalz eingelegt, bzw. sie werden damit injiziert oder beides nebeneinander.

Zur Entwässerung gelangen die Präparate in Alkohol, dessen Konzentration wieder über 50%, 70% auf 96% gesteigert wird. Als Zwischenstadium verwendet FARRIES Xylol + 5% Carbolsäure. Zur Paraffinierung werden die Objekte zunächst mehrere Male mit geschmolzenem Paraffin injiziert. Dann werden die Präparate vollständig in geschmolzenes Paraffin getaucht, worin sie einige Tage verweilen sollen. Danach wird das überflüssige Paraffin mit Xylol und heißem Wasser abgewaschen, und die Präparate werden an der Luft getrocknet und für die Sammlung montiert.

Die Verweildauer in den einzelnen Medien ist hier bedeutend länger als in dem ersten Verfahren und nimmt daher bei einem mittleren Präparat etwa 3 bis 4 Wochen in Anspruch.

**d) Trockenpräparate nach SCHWERIN.** Um ein Präparat möglichst naturgetreu und ohne Schädigung von anhaftenden Bestandteilen und abgelagerten Spuren herzustellen, muß anders vorgegangen werden. Die bisher üblichen Verfahren

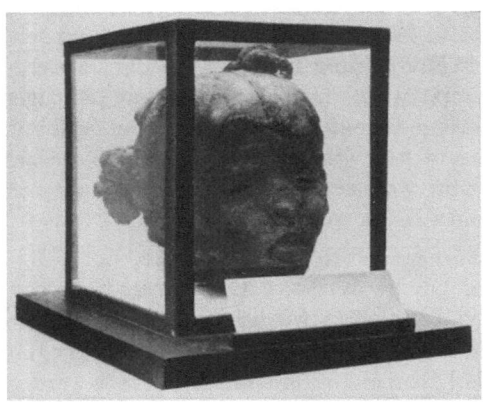

Abb. 24. Paraffinpräparat (Kinderkopf).

vernichten durch die während des Herstellungsganges einwirkende Feuchtigkeit und Wärme sehr oft solche Spuren oder machen sie unkenntlich. So wurde von mir ein sehr einfaches, schnelles und billiges Verfahren ausgearbeitet, welches gerade in dieser Hinsicht immer zum Erfolg führen wird. Wohl die häufigste Art der Objekte, die hierfür in Frage kommt, bildet die Kombination von Weichteil- und Knochenpräparaten. Besondere Mühewaltung beanspruchen hierbei die Knochenteile, da sie nicht mit größeren Feuchtigkeitsmengen wegen der Einwirkung auf Weichteile und Spuren in Verbindung gebracht werden können. So müssen Maceration und das Entfetten der Knochen ausgelassen werden. Betrachten wir einmal zur besseren Veranschaulichung einen solchen Herstellungsgang an einem Präparat aus unserer Praxis.

Es handelt sich um die Kalotte eines Mannes, der sich mit den Beinen in einer Leine verfing. Die Weichteile des Kopfes sind dort, wo sie mit dem Boden (Betonstraße) während des Schleifens in Berührung standen, in der Gegend des Ohres einschließlich der Schädelknochen an der entsprechenden Stelle bis auf die harte Hirnhaut durchgescheuert und abgeschliffen worden. Entgegen der Schleifrichtung hat sich zwischen der Dura und dem Schädelknochen Straßenschmutz abgelagert. Die Weichteile wurden gesondert als Feuchtpräparat aufgestellt. Als Trockenpräparat sollte die Kalotte mit der Dura und dem dazwischen abgelagerten Straßenschmutz, der ein wichtiges Beweismaterial darstellte, erhalten werden.

Der Knochen wird zunächst mit einem Raspatorium von sämtlichen ihm anhaftenden Weichteilen befreit. Die harte Hirnhaut und der Straßenschmutz werden alsdann mit einer 20%igen Formalinlösung mehrere Male bestäubt, bis sie die nötige Festigkeit aufweisen. Es ist aber besonders darauf zu achten, daß in diesem Falle die Dura richtig gespannt ist. Zu diesem Zweck werden jeweils die beiden Seitenteile der Dura oder aber die ganze Fläche, wenn auf die Sichel verzichtet wird, mit einem feinen, dichtgewebten Leinentuch ausgelegt, in welches Zellstoff oder Watte so eingefüllt wird, daß die Dura ohne Hohlraum oder Faltenbildung in ihrer ursprünglichen Form erhalten bleibt. Vor der Verwendung von grobgewebtem oder gemustertem Stoff bzw. Gaze ist zu warnen, da sich die Gewebezeichnung im Verlaufe des Härtungsprozesses in die Dura einprägt und dann nicht mehr zu entfernen ist. Bei dem mehrmals zu wiederholenden Bestäuben wird die jeweilige Füllung entnommen und danach wieder eingesetzt; nötigenfalls wird leicht nachgestopft. Die Füllung verbleibt so lange, bis die Dura genügend angehärtet ist, also fast unbeweglich in der gewünschten Stellung verharrt. Wird dies nicht beachtet, treten nachher im fertigen Präparat unschöne Krümmungen und Falten in der Dura auf, die für das Aussehen des Präparates nicht vorteilhaft sind. Das Entfetten des Knochens kann ja, wie oben erwähnt, nicht vorgenommen werden, darum wird die Kalotte mit Formalin befeuchtet, um das im Knochen befindliche Fett zu fixieren und zu verhüten, daß bei längerem Stehen in der Sammlung Fett an der Sägefläche austritt. Die Kalotte können wir jedoch noch etwas bleichen. Hierzu wird sie mit einem mit 10%igem Wasserstoffsuperoxyd getränkten Lappen bedeckt. Der Lappen wird mehrere Male nachgetränkt und dieses so lange fortgesetzt, bis der gewünschte Farbton erreicht ist. Danach läßt man die Präparate an der Luft trocknen und überzieht und bestäubt sie nachher mit farb- und glanzlosem Lack. Ein so bearbeitetes Präparat kann dann ohne weiteres für die Sammlung montiert werden.

Andere Präparate, bei denen nicht mehr sehr große Knochenstücke in Erscheinung treten, werden — ohne besondere Knochenbehandlung — nur mit Formalin und Lack bearbeitet.

Es ist noch zu bemerken, daß nach meinen Erfahrungen auch feiner Pulverschmauch sowie die Nahschuß-Pulverspuren bei dieser Art der Konservierung erhalten bleiben.

Gezeigt werden derartig gewonnene Trockenpräparate in den Abb. 25—29.

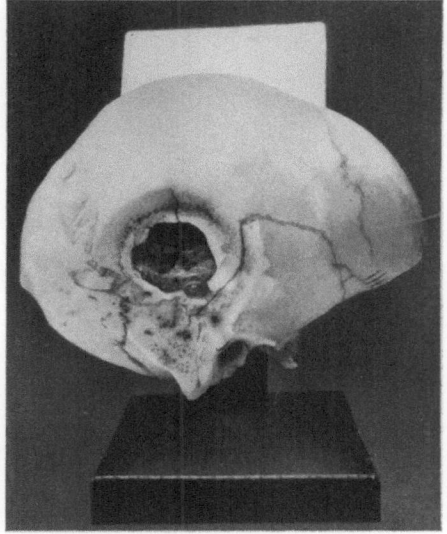

Abb. 25. Eine Kalotte mit Schleifspur.

26 Herstellung von Trockenpräparaten.

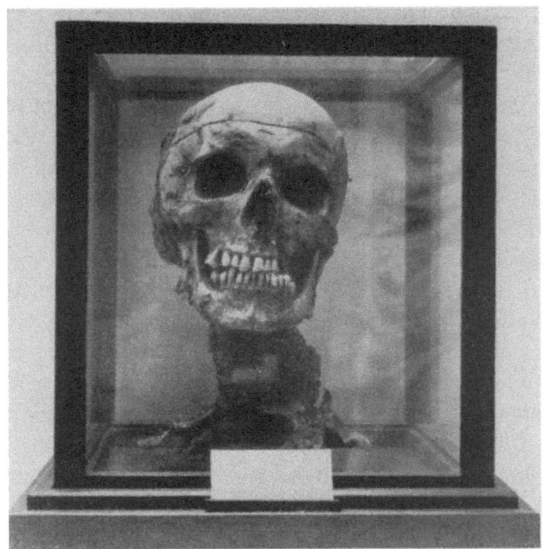

Abb. 26. Ein Schädel mit Halswirbelsäule und Weichteilresten, wie er, durch Tierfraß beschädigt, im Walde aufgefunden wurde.

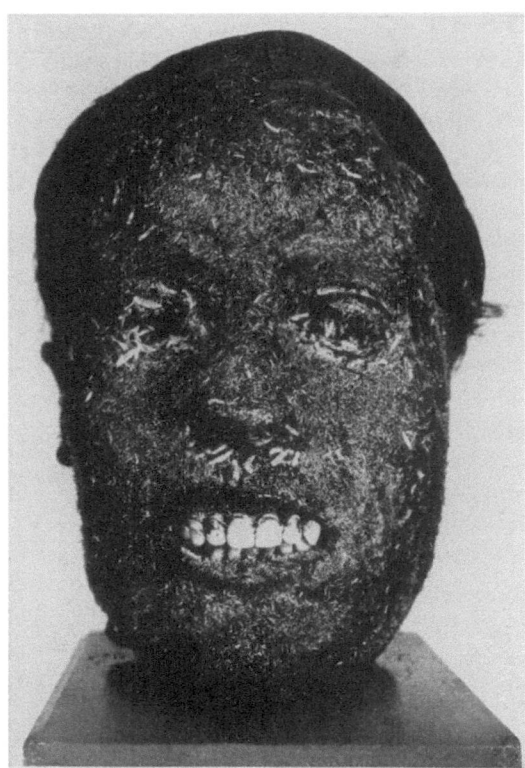

Abb. 27a.

## Trockenpräparation von festen Organen.

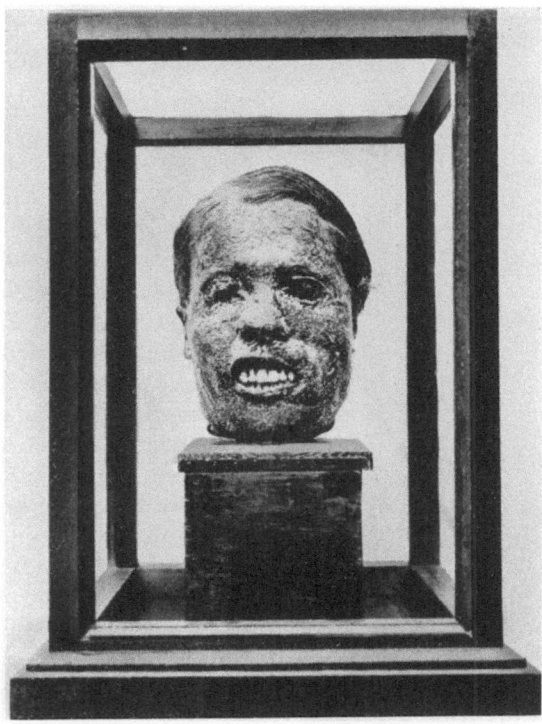

Abb. 27b. Starker Befall mit Fliegenmaden verschiedener Entwicklungsstadien.
Liegedauer der Leiche 8 Tage im Freien im Sommer.

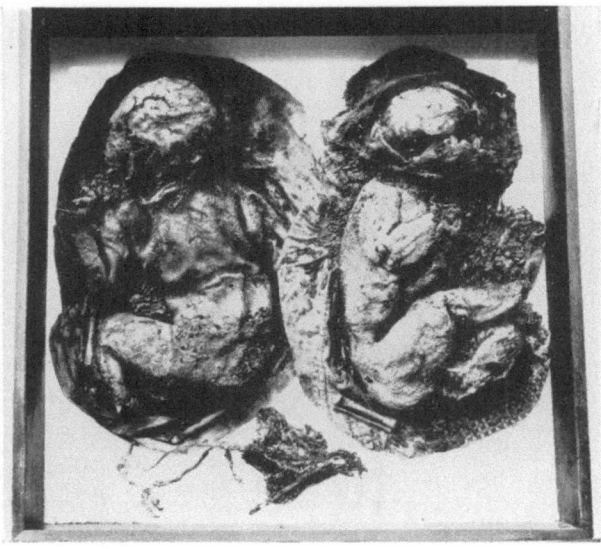

Abb. 28. Mumien zweier Neugeborener. Mumifizierte Placenta mit Nabelschnur.
Zahlreiche Hüllen von Fliegenlarven.

# III. Herstellung von Feuchtpräparaten.

Über die nun folgenden Verfahren bestehen unter den einzelnen Fachleuten sehr unterschiedliche Auffassungen und Ansichten hinsichtlich der geeigneten Lösungen, der Auswahl der Gläser und besonders auch der Aufstellungsart.

Für die normale und die pathologische Anatomie bildet die *Farberhaltung* den wichtigsten Faktor der Feuchtpräparate. Für die gerichtliche Medizin kommt zu diesem noch eine Fülle weiterer Schwierigkeiten bei der *Aufstellung* der Präparate, die — je nach Art der zu konservierenden Objekte — im Gegensatz zur Anatomie und Pathologie eine schematische Behandlung nicht zuläßt, sondern an die Erfahrung und Begabung des einzelnen besondere Ansprüche stellt.

In dieser Abhandlung wollen wir einige häufiger vorkommende Abweichungen von der schematischen Methode betrachten. Zunächst einige Vormerkungen allgemeiner Art. Die Sauberkeit steht hier, wie bei jeder anderen Präparationstechnik, obenan. Hilfsmittel, wie Fäden usw., die das Präparat in der richtigen Stellung halten, sollen am fertigen Präparat nicht mehr zu sehen sein, vielmehr soll das konservierte Objekt in der Flüssigkeit scheinbar schweben. Durch Zuhilfenahme von verschiedenfarbigem Hintergrund, an dem man das Präparat befestigt, wird eine eindrucksvollere und plastischere Wirkung hervorgerufen. Die Präparate sollen nach Möglichkeit in *viereckigen* Präparatenkästen aufgestellt werden. Zylinderartige und halbrunde Gläser wirken sich größtenteils störend auf das Äußere des Präparates aus und geben wegen ihrer Linsenwirkung oftmals ein verzerrtes Bild des Objektes wieder, ganz abgesehen davon, daß in ihnen eine saubere und übersichtliche Aufstellung große Schwierigkeiten bereitet.

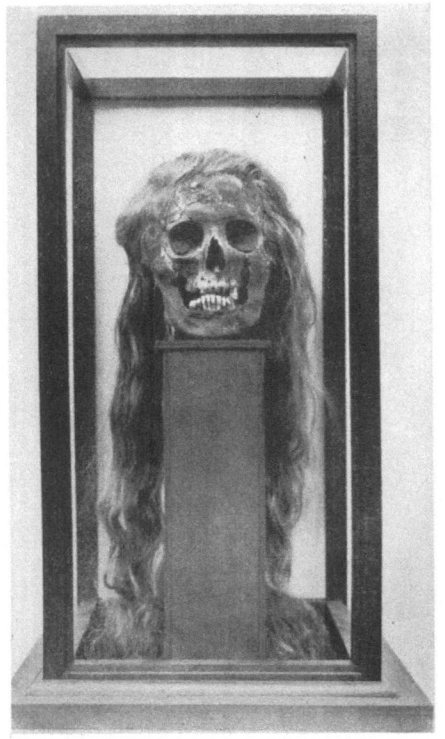

Abb. 29. Der Schädel einer 64jährigen Frau, die nach dreieinhalb Jahren exhumiert wurde.

## 1. Die Lösungen.

Bevor wir die verschiedenen Aufstellungsmethoden behandeln, betrachten wir zunächst einmal den wichtigsten Faktor bei der Konservierung von Feuchtpräparaten, und zwar die verschiedenartigen *Lösungen*, die nach jahrelangen Erfahrungen einzelner Präparatoren sich am besten zur Konservierung und Farbenerhaltung eignen.

Natürlich sind, wie bereits angedeutet, die Ansichten über die Zweckmäßigkeit der einzelnen Lösungen genau so verschieden und mannigfaltig wie deren Zahl und Zusammensetzung. Darum wollen wir nicht eine als *die* ideale herausstellen, sondern es jedem Fachmann selbst überlassen, auf Grund seiner Erfahrungen anhand der Zusammensetzung der Lösungen die ihm am meisten zusagende zu verwenden.

Gerade die Auswahl der richtigen Lösung erfordert aber besonders viel Fachkenntnis und vor allem Erfahrung. Nur ein Präparator, der die Vor- und Nachteile der einzelnen Flüssigkeiten und ihre Tücken selbst kennengelernt hat, wird ihren Wert und Tauglichkeitsgrad erkennen, um die eine zu bevorzugen oder die andere zu verwerfen. Ist es doch allzu gut bekannt, daß die ursprüngliche, natürliche Farbe, die ein Präparat einmal verloren hat, nicht oder nur in den seltensten Fällen wieder zurückgewonnen werden kann. Darum verdient dieses Kapitel eine besondere Beachtung.

### a) Konservierungsflüssigkeiten ohne Farbenerhaltung.

Am einfachsten zu verwenden sind Konservierungsflüssigkeiten, bei denen man von vornherein auf die Erhaltung der Farbe verzichtet. Diese Voraussetzung trifft zu auf die bekannten Fixierungsmittel Formalin und den höherprozentigen Alkohol. Es gibt zwar noch einige andere Flüssigkeiten, in denen sich die Organe unter Verzicht ihrer Farbe aufbewahren lassen, doch sind diese nur sehr wenig gebräuchlich, da sie den angeführten Konservierungsflüssigkeiten in vielem nachstehen und zudem meist erheblich teurer sind.

#### α) Die Alkoholkonservierung.

Sehr häufig werden Objekte verschiedenster Art ohne jede Vorbehandlung in Alkohol aufbewahrt. Organe, welche zu Lehr- und Demonstrationszwecken oft der Flüssigkeit entnommen werden müssen, sollen in 50—70%igen Alkohol eingelegt werden, und zwar deshalb, weil geringerprozentiger Alkohol eine Quellung bzw. eine Maceration des Präparates bewirkt, während stärkerer Alkohol (90—96%) unerwünschte Schrumpfungen bewirkt. Der Alkoholgehalt muß jedoch von Zeit zu Zeit kontrolliert werden, da selbst bei gutem Verschluß der Aufbewahrungsgefäße der Prozentgehalt infolge Verdunstung stetig geringer wird. Für Sammlungspräparate, bei denen die Gläser hermetisch abgeschlossen werden, hat sich der 75%ige Alkohol als geeignet erwiesen. Bei den nicht vorbehandelten Objekten verfärbt sich der Alkohol nach einiger Zeit gelblich, was auf den Abbau der Eiweißkörper durch Alkohol zurückzuführen ist. Die Erneuerung des Alkohols wird diesen Umstand nicht abstellen können, denn dieser wird nach einer gewissen Zeit dieselbe Veränderung aufweisen. Dieser Fehler kann vielmehr nur durch vorheriges Fixieren der Objekte beseitigt werden. Zugleich wird dadurch einem allzu starken Schrumpfen entgegengearbeitet. Zur Fixierung, die ein physikalisch-chemischer Vorgang ist, durch den die Eiweißkörper des Protoplasmas, soweit dies möglich ist, unlöslich gemacht werden, wird im allgemeinen das *Formalin* angewandt, es können aber auch *Schwermetallsalze*, wie *Kaliumbichromat*, *Sublimat* und *Chlorzink*, oder *Säuren*, wie *Chrom-*, *Pikrin-*, *Carbol-* und *Essigsäure*, gebraucht werden. Ist durch die Fixierung dem Verfärben des Alkohols Einhalt geboten worden, so läßt sich doch das langsam fortschreitende Entfärben der Präparate nicht vermeiden, so daß mit der Zeit selbst widerstandsfähige Pigmentfarben ausbleichen. Sehr wenig eignet sich der

Alkohol zur Aufbewahrung von Gehirnpräparaten, da der Unterschied zwischen grauer und weißer Substanz schon nach kurzer Zeit verwischt wird; zudem macht sich die allmähliche Ausscheidung von Cholesterinkristallen, die selbst nach wiederholtem Alkoholwechsel auftritt, unangenehm bemerkbar. Weitaus bessere Erfolge werden bei der Verwendung von Formalin erzielt.

### $\beta$) **Die Formalinkonservierung.**

Das Formalin wurde nach seiner Einführung als Konservierungsmittel durch J. BLUM im Jahre 1892 sehr schnell allgemein bekannt und benutzt, so daß fast alle Präparationsmethoden für anatomische Feuchtpräparate sich dieser Fixierungsflüssigkeit bedienen. Es wird entweder allein in 5—10%iger Konzentration oder im Verein mit anderen Konservierungsmitteln, wie Alkohol, Chlorzink, Glycerin usw., verwandt. Zur allgemeinen Konservierung ist das Formalin in 5%iger Konzentration völlig ausreichend. Die zu Demonstrationszwecken in Formalin aufbewahrten Objekte sowie die für die Sammlung hermetisch abgeschlossenen, in Gläsern aufgestellten Präparate fixieren sehr schnell und gründlich durch, so daß auch Objekte, bei denen der Fäulnisprozeß bereits begonnen hat, ohne Schädigung oder Veränderung konserviert werden können, da durch das Formalin der Fäulnisprozeß sofort unterbrochen wird. Voluminöse Präparate sind zweckmäßig, soweit dies möglich ist, durch die Gefäße zu injizieren, da dieses ein schnelleres und gleichmäßiges Fixieren gewährleistet. Die Formalinkonservierung hat gegenüber der durch Alkohol noch den Vorteil, daß die Präparate kaum schrumpfen und ihre Farbe weitaus besser erhalten bleibt, obwohl auch diese bis zu einem gewissen Grade abblaßt. Als sehr zweckmäßig hat sich der Zusatz von Glycerin zu der Formalinlösung erwiesen, wenn diese als Aufbewahrungsflüssigkeit für Sammlungspräparate verwendet wird, da es die Organe zarter erhält.

### b) **Konservierungsflüssigkeiten zur Farbenerhaltung.**

Wir unterteilen die nachstehend aufgeführten Lösungen nach drei verschiedenen Gesichtspunkten in:

1. *Die Härtungsflüssigkeit*, in welche die Präparate zur Fixierung gelangen und worin zunächst die Farbe verblaßt,

2. *die Zwischenlösung*, in welche das Präparat zur Rückgewinnung der Farbe eingelegt wird (Restitutionsflüssigkeit), und

3. *die Endlösung*, in der die Präparate schließlich aufgestellt werden.

Wir wollen uns hier nur mit den bewährtesten und gebräuchlichsten Lösungen befassen, denn, wie schon erwähnt, läßt sich ein genauer Maßstab bezüglich der Rangordnung der einzelnen Lösungen nicht angeben, da diese, je nach Ansicht und Erfahrung des einzelnen, sehr verschieden bewertet werden. Die Reihenfolge der nachstehend aufgeführten Lösungen soll deshalb *kein Werturteil* darstellen.

Bei einzelnen Objekten, wie z. B. Steinhauerlungen usw., empfiehlt es sich, nach der Härtung von den Organen eine dünne Scheibe abzutragen, wodurch das Präparat eindrucksvoller und farbenfreudiger wirkt. Das Abtragen einer Scheibe soll aber mit einem großen Messer und möglichst mit *einem* Schnitt vorgenommen werden, da sich sonst die einzelnen Ansatzstellen von der Schnittfläche abheben, was auf das Gesamtbild des Präparates störend wirkt.

Die wichtigste Voraussetzung zur Gewinnung eines guten, farbenfreudigen, sauber hergerichteten Feuchtpräparates ist neben der richtigen Lösung, daß die Organe *möglichst frisch* zur Konservierung gelangen.

Obwohl an sich selbstverständlich, sei hier noch einmal betont, daß die zu härtenden Objekte, bevor sie in die Härtungsflüssigkeit zur Fixierung gelangen, so in Form und Lage gebracht werden müssen, wie sie später im fertigen Präparat erscheinen sollen. Nach einigen Stunden, wenn das Organ schon gehärtet ist, kann es dann von der Montagefläche abgenommen werden. Ein solches Vorgehen ist sehr vorteilhaft, denn dadurch wird eine gründliche Fixierung gewährleistet, die sonst an den aufliegenden Stellen unzureichend werden kann. Gaze und grobes Filtrierpapier sind als Unterlage oder Bedeckung der Objekte ungeeignet, da sich das Gewebe- bzw. Papiermuster auf dem Präparat abdrückt. Watte und Zellstoff sind wegen ihres Fasergehaltes ebenfalls nicht zu empfehlen. Die Fasern lassen sich nämlich später auch durch gründliches Spülen meist nicht völlig entfernen: am fertigen Präparat lösen sie sich durch den Transport oder sonst beim Bewegen des Glases und schwimmen in der Lösung umher, so daß man sich früher oder später gezwungen sieht, diese Gläser noch einmal zu öffnen. Am vorteilhaftesten ist daher feines, ungemustertes Filtrierpapier oder Löschpapier.

### α) Die Konservierungsflüssigkeit nach KAYSERLING.

In diesem Konservierungsverfahren erhalten die verschiedenen Organe, je nach Art und Beschaffenheit, ihre besondere Lösung. Bei der Fixierung der Objekte unterscheiden wir zwei und bei den Endlösungen drei verschiedene Mischungen.

Die Fixierung von Organen, die sehr fett- und blutreich sind, wird in folgender Lösung vorgenommen:

> 4000 cm³ Aqua dest.
> 800 cm³ Formalin
> 200 g   Kalium aceticum
> 100 g   Kalium nitricum.

Die andere Härtungsflüssigkeit, die im Gegensatz zur ersten als übliche Lösung anzusprechen ist, wird für alle übrigen Organe verwendet. Sie besteht aus:

> 4000 cm³ Aqua dest.
> 800 cm³ Formalin
> 85 g    Kalium oder Natrium aceticum
> 45 g    Kalium nitricum.

Die Aufenthaltsdauer der einzelnen Organe in diesen Härtungsflüssigkeiten, deren Menge das Volumen eines Organes etwa um das Fünffache übersteigen soll, ist sehr unterschiedlich. Eine genaue Zeitdauer läßt sich daher nicht angeben. Bei einiger Erfahrung bereitet dieser Umstand jedoch keinerlei Schwierigkeiten. So kann man zur Kontrolle auf die Organe drücken; geben sie kein Fluktuationsgefühl mehr (beim Aufdrücken kein Schwappen) und ist das Blut, das sich aus der Tiefe ausdrücken läßt, braungefärbt, so kann die Fixierung als beendet angesehen werden. Um jedoch eine vorzeitige Entnahme aus der Lösung zu vermeiden, die sich sehr nachteilig auf das Aussehen und die Farbe auswirken würde, seien nachstehend die *Mindestzeiten* für den Aufenthalt der verschiedenen Organe in der Härtungsflüssigkeit aufgeführt:

        Magen und Darm . . . . . . . . . . . . . . 6—24 Std.
        Knochen . . . . . . . . . . . . . . . . . . 24—36 ,,
        Nieren und Herz . . . . . . . . . . . . . 2—4 Tage
        Lunge und Milz . . . . . . . . . . . . . . 4—6 ,,
        Leber und Gehirn . . . . . . . . . . . . 12 ,,

Ein Zulange gibt es bei der Fixierung nicht, wohl aber ein Zukurz. Die Härtungsflüssigkeiten können mehrmals gebraucht werden, müssen jedoch nach dem Gebrauch stets wieder filtriert werden.

Verschiedene Präparatoren sättigen die Härtungsflüssigkeit vor dem Einlegen der Organe mit Leuchtgas (Vergasen), was bewirkt, daß die Farben leuchtender hervortreten (Kohlenoxyd).

Zum Vergasen der Lösung findet der im Handel erhältliche Vergasungsapparat nach SCHULZE Verwendung. Steht eine solche Apparatur jedoch nicht zur Verfügung, so läßt sich sehr zweckdienlich und einfach eine behelfsmäßige Apparatur herstellen, die den Anforderungen weitgehend gerecht wird. Eine entsprechend große Flasche wird mit der zu vergasenden Lösung so gefüllt, daß noch etwa eine Handbreit Raum bleibt. Durch den doppelt gelochten Flaschenkork werden zwei Glas- oder Metallröhren geführt, an deren oberen abgebogenen Enden je ein langer Gasschlauch und an einem unteren Ende ein so langes Schlauchstück anzubringen sind, daß diese etwa 10—15 cm in die Lösung eintauchen. In das untere Schlauchstück ist ein Stück Glasrohr einzuführen, welches den Schlauch senkrecht halten soll, da sich dieser sonst meist sichelförmig krümmt. Die Röhre kann aber auch entsprechend länger gehalten werden, so daß der Schlauchansatz wegfällt. Das Ende des an dieser Röhre angebrachten Schlauches wird mit einem Gashahn verbunden. Der auf die andere Röhre, welche gleich unterhalb des Korkens enden soll, gezogene Schlauch dient zum Abführen des im oberen Flaschenteil sich sammelnden Gases. Bei ausreichendem Druck des Leuchtgases werden in gleichmäßig schneller Folge die Gasblasen zur Oberfläche steigen. Kommen die Blasen nur unregelmäßig und zu langsam, oder gerät die Lösung sehr ins Brodeln, so läßt sich durch Verschieben der Röhre nach oben oder unten die Blasenfolge sehr leicht regulieren. Die Dauer des Vergasens in einer solchen behelfsmäßigen Apparatur liegt bei 5 Litern Flüssigkeit etwa um 5 Stunden.

*In der Restitutionsflüssigkeit*, in der die Organe ihre bei der Fixierung verlorene Farbe zurückerhalten, bleiben die Objekte so lange, bis die natürliche Farbe am kräftigsten und leuchtendsten hervortritt, jedoch nicht länger als 6 Std., da sonst die zurückgewonnene Farbe wieder zu verblassen beginnt. Die Präparate sollen vor dem Einlegen in die Restitutionsflüssigkeit *nicht* gewässert oder abgespült werden. Als Restitutionsflüssigkeit wird 80%iger Alkohol verwandt.

Nach der Entnahme aus dem wäßrigen Alkohol werden die Präparate in destilliertem Wasser kurz abgespült; dies ist nicht zu unterlassen, weil die Endlösung, in der die Organe aufgestellt werden, durch den noch anhaftenden Alkohol milchig-trübe wird. Jedoch soll man die Organe nicht etwa wässern, sondern — wie gesagt — nur kurz abspülen, bis der dem Präparat äußerlich anhaftende Alkohol entfernt ist. Die Präparate büßen sonst wieder an Farbenfreudigkeit ein.

Die Organe werden danach zur dauernden Aufbewahrung, ihrem Charakter entsprechend, in eine der *Endlösungen* gebracht. In dieser behalten sie bei richtiger Zusammenstellung und Auswahl das der natürlichen Farbe entsprechende Aussehen auch weiterhin.

Die einzelnen Endlösungen setzen sich wie folgt zusammen:

## Die Lösungen.

1. Lösung A, für blutreiche Organe:
    - 9000 cm³ Aqua dest.
    - 200 g Kalium aceticum
    - 300 cm³ Glycerin.

2. Lösung B, für harte Organe, wie Darm, Muskel usw.:
    - 9000 cm³ Aqua dest.
    - 600 g Kalium aceticum
    - 300 cm³ Glycerin.

Die fertigen Präparate sollen *so wenig wie möglich dem Licht*, vor *allem der Sonne*, ausgesetzt werden, da sonst die Lösungen vergilben und die Präparate ihre natürliche Farbe einbüßen.

### β) Konservierungsflüssigkeit nach Jores.

In diesem Verfahren vermissen wir, im Gegensatz zu den anderen Verfahren, die Restitutionsflüssigkeit. Auch werden die Organe nach der Fixierung länger gewässert, was sonst vermieden wird. Die Organe gelangen möglichst frisch in die Lösung *Jores I*. Die Fixierung soll nach Möglichkeit nicht in einem zu warmen Raum vorgenommen werden. Wie schon bei dem ersten Verfahren erwähnt, sind die Organe vor dem Einbringen in die Härtungsflüssigkeit möglichst naturgetreu, ihrem späteren, gewünschten Aussehen entsprechend, vorzupräparieren und provisorisch zu montieren.

*Die Härtungsflüssigkeit Jores I* besteht aus:
- 1000 cm³ destilliertem oder Leitungswasser
- 50—115 g Karlsbader Salz
- 50 g Chloralhydrat
- 50 cm³ Formalin.

Diese Lösung kann vorher (etwa 3 Std. lang) mit Leuchtgas gesättigt werden.

Karlsbader Salz und Chloralhydrat sollen möglichst immer in aufgelöstem Zustand vorrätig gehalten werden. Hierzu nimmt man auf 1500 cm³ Wasser 500 g Karlsbader Salz und löst dies vollkommen auf. Vom Chloralhydrat löst man 2500 g in 1000 cm³ Wasser.

Die Organe verbleiben in der Härtungsflüssigkeit, bis sie gut durchgehärtet sind, was mehrere Wochen in Anspruch nimmt. Bemerkt man, daß die Präparate ihre natürliche Farbe verlieren, ist es Zeit, diese aus der Härtungsflüssigkeit herauszunehmen. Die Organe sollen unter keinen Umständen zu lange in der Lösung verbleiben, da die leuchtende Farbe sonst einen grauen Unterton annimmt.

Nach dem Herausnehmen aus der Fixierungsflüssigkeit werden die Präparate mehrere Stunden (etwa 6—10) in fließendem Leitungswasser gewässert. Danach werden die Organe fertig montiert und dann in die Endlösung, *Jores II*, gebracht, in welcher ihre natürliche Farbe erhalten bleiben soll.

*Jores II* setzt sich zusammen aus:
- 1000 cm³ Aqua dest.
- 200 cm³ Glycerin
- 100 g Kalium aceticum.

Das Kalium aceticum ist ebenfalls in Lösung vorrätig zu halten, wobei 1000 g Kalium aceticum in 1000 cm³ destilliertem Wasser aufgelöst werden. *Jores I* kann, wie die Kaiserlingsche Härtungsflüssigkeit, wiederholt verwendet werden, doch ist hier ebenfalls zu empfehlen, die Lösung vor Wiederverwendung zu filtrieren.

### γ) Konservierungsflüssigkeit nach Pieck.

Die dritte der am häufigsten zur Anwendung kommenden Lösungen ist die nach Pieck. Hierbei kommt es wiederum zur Anwendung einer Restitutionsflüssigkeit. Die Behandlung der Präparate wie die Anwendung der Lösungen ist fast die gleiche, wie sie bei der Kaiserlingschen Methode beschrieben wurde.

So kann Lösung I zur Hebung der Farbenfreudigkeit mit Leuchtgas gesättigt werden. Die Kontrolle bei der Fixierung der Organe sowie die ungefähren Zeitangaben sind die gleichen wie bei dem Kaiserlingschen Verfahren. Auch kann die Lösung I, wie sonst, häufiger gebraucht werden, doch ist sie hier ebenfalls vorher zu filtrieren.

Die möglichst frischen, ihrer späteren Form entsprechend vorbereiteten und montierten Präparate werden in Lösung I gebracht, die sich wie folgt zusammensetzt:

Lösung I:
    4000 cm³ Aqua dest.
    800 cm³ Formalin
    85 g Kalium aceticum
    45 g Kalium nitricum.

Die Farbe der Organe verliert sich in dieser Lösung vollkommen. Nach beendeter Fixierung werden die Organe entnommen und gelangen zur Wiederherstellung ihrer natürlichen Farbe in die Restitutionsflüssigkeit, welche auch hier wieder aus 80%igem Alkohol besteht. Tritt die Farbe nach einigen Stunden (nicht länger als 6) am leuchtendsten hervor, so sind die Organe dem Alkohol zu entnehmen und mit destilliertem Wasser kurz abzuspülen, um den noch anhaftenden Alkohol zu entfernen. Die Präparate kommen dann nach endgültiger Montage in die Endlösung. Diese besteht aus:

    900 cm³ Aqua dest.
    3000 cm³ Glycerin
    200 g Kalium aceticum.

Die Aufbewahrungsflüssigkeit ist möglichst in einer braunen Flasche oder dunkelstehend vorrätig zu halten, da die völlige Auflösung des Kaliumacetats einige Tage beansprucht und die Lösung sich leicht gelblich verfärbt, wenn sie inzwischen dem Licht ausgesetzt wird. Die Lösung soll die Farbe der Präparate ihrer natürlichen ähnlich erhalten.

### δ) Noch eine Konservierungsflüssigkeit.

Die vorstehend aufgeführten Lösungen sind wohl als die am häufigsten gebräuchlichen anzusprechen; es soll damit nicht gesagt sein, daß sie die allein richtigen sind. Sehr viele Präparatoren stellen ihre Lösungen nach eigenen Gesichtspunkten zusammen. Die Grundlinie aller Verfahren ist immer mehr oder weniger als eine Änderung oder Abweichung von den vorstehend aufgeführten Lösungen erkennbar.

Als vierte Lösung und somit zugleich als Beispiel betrachten wir noch nachstehende Zusammensetzungen.

Wie immer, so werden auch hier die Organe in möglichst frischem Zustand vorbearbeitet und gehärtet. Die Härtungsflüssigkeit setzt sich wie folgt zusammen:

Lösung I:
    4000 cm³ Aqua dest.
    800 cm³ Formalin
    85 g Kalium aceticum
    45 g Kalium nitricum.

Die Farbe der Organe verschwindet auch hier vollständig. Man läßt die Objekte bis zu ihrer völligen Fixierung in der Lösung und bringt sie dann zur Wiederherstellung ihrer Farbe in die Restitutionsflüssigkeit, die wieder aus 80%igem Alkohol besteht.

Sobald die Farbe am leuchtendsten hervortritt, werden die Präparate der Lösung entnommen, kurz in destilliertem Wasser abgespült und gelangen dann fertig montiert in die Endlösung. Die Endlösung setzt sich zusammen aus:

>9000 cm³ Aqua dest.
>3000 cm³ Glycerin
>2000 g  Kalium aceticum.

Auch diese Lösung erhält die Präparate in ihrer natürlichen Farbe. Für Präparatoren, die ihre Lösung selbst herstellen bzw. eigene Mischungen erproben wollen, seien zur besseren Orientierung die wichtigsten Faktoren zur Farbenerhaltung und -gewinnung angegeben: Die „natürliche" Farbe fixierter Präparate ist nicht, wie bei frischen Präparaten, durch Hämoglobin sondern durch Hämatin, und zwar durch alkalisches Hämatin, bedingt. Durch Einwirken von Formalin auf den Blutfarbstoff wird saures Hämatin gebildet. Durch Zusatz von Alkohol und Kalium aceticum erfolgt dann die Bildung von alkalischem Hämatin. Die Transparenz der Präparate wird durch Glycerin besonders gehoben.

### c) Die Bemalung von Feuchtpräparaten.

Eine andere Methode zur Wiederherstellung der verlorenen Farbe bei Feuchtpräparaten ist ihre Bemalung. Es sei jedoch schon vorweg gesagt, daß diese Farben mit den natürlichen niemals konkurrieren können. Zum anderen gibt es organische Veränderungen, die durch das Auftragen von Farbe verdeckt oder zerstört werden, so daß diese Methode nicht in allen Fällen angewandt werden kann.

Zur Bemalung verwendet man am zweckmäßigsten Nitrocellulose-Emaillelack oder in Aceton gelöstes und entsprechend gefärbtes Celluloid.

Der Arbeitsvorgang ist folgender: Das Organ wird vorsichtig getrocknet, vor allem die Stellen, die neu gefärbt werden sollen. Bei der Bemalung mit Lack werden die zu bemalenden Stellen mittels Gazetupfer mit der Verdünnungsflüssigkeit des Lackes angefeuchtet. Danach läßt man das Präparat etwa 5 min stehen, um mit der Bemalung zu beginnen. Bei der Anwendung von Celluloidfarben ist eine Vorbehandlung mit Aceton der zu bemalenden Stellen erforderlich. Zur Kolorierung wird ein sauberer, möglichst weicher Pinsel verwendet. Das fertig bemalte Präparat muß etwa 15—20 min trocknen und kann dann ohne weiteres in die Konservierungsflüssigkeit eingehängt werden. Die aufgetragenen Farben springen und bröckeln nicht ab. Aber jeder Fachmann wird diese Präparate ohne weiteres erkennen, denn es fehlt ihnen die Natürlichkeit, es bleibt eben immer ein „Kunstprodukt".

### d) Schimmelpilz-Befall.

Das Auftreten von Schimmelpilzen in einer Sammlung ist ursächlich immer auf Unsauberkeit im Arbeitsgang oder in den verwendeten Lösungsreagenzien zurückzuführen. Bei offenstehenden, von Schimmelpilz befallenen Lösungen besteht die große Gefahr des Übergreifens auf andere Flüssigkeiten durch die Luftbewegung. Die Schimmelpilze enthaltenden Lösungen müssen daher möglichst schnell und an einem der Werkstatt abliegenden Ort vernichtet werden. Um dem Auftreten der Schimmelpilze vorzubeugen, sollen nach Möglichkeit die Lösungen in dunklen, mit eingeschliffenen Glasstopfen gut verschlossenen Flaschen an einem dunklen und kühlen Ort nicht länger als 3 Monate aufbewahrt werden. Die Präparatenkästen, in denen Schimmelpilze vorhanden waren, sind peinlichst zu säubern und mit 96%igem Alkohol nachzuspülen oder in einem Thermostaten zu sterilisieren. Ein Vorbeugungsmittel gegen Schimmelpilz ist Thymol, dieses wird der Endlösung beigefügt. Eine Messerspitze Thymol je Präparat genügt.

## 2. Die Aufstellungsmethoden der Feuchtpräparate.

Nachdem die verschiedenartigen Lösungen besprochen sind, kommen wir jetzt zu dem zweiten und nicht minder wichtigen Abschnitt. Dieser behandelt die Aufstellung der Präparate.

Das wichtigste ist, daß die Präparate, nachdem wir sie in ihrer natürlichen Farbe erhalten haben, nun auch durch den entsprechenden Hintergrund und eine zweckdienliche Montage plastisch und eindrucksvoll hervorgehoben werden. Hierbei muß jedoch darauf geachtet werden, daß die zur Befestigung dienenden Hilfsmittel, wie Fäden usw., unsichtbar bleiben. Desgleichen sollen Fasern oder Unebenheiten am Organ oder Material nicht auftreten, da diese sich später am fertigen Präparat immer störend auswirken und über kurz oder lang doch dazu zwingen, diese Präparate wieder aus ihren Gefäßen herauszunehmen und zu erneuern.

Sauberkeit und Exaktheit in der Arbeit sind, wie bei allen bisherigen Präparationstechniken, selbstverständlich. Hier aber kommt es auf jede Kleinigkeit an, da sich geringste Vernachlässigungen später sehr unangenehm bemerkbar machen können.

Die Verschiedenartigkeit der Organe und Organverbindungen mit ihren mannigfachen Veränderungen erfordert von den Präparatoren — besonders in der gerichtlichen Medizin — immer wieder Abänderungen der gewohnten Technik, damit die Präparate entsprechend wirkungsvoll erscheinen, je nachdem ob sie als Lehr- oder Demonstrationsobjekte oder als Sammlungs- oder Vergleichspräparate gedacht sind. Auf die wichtigsten dieser Methoden werden wir im Verlaufe dieses Abschnittes noch näher eingehen. Wir unterscheiden drei Arten von Aufstellungsverfahren, die heute am häufigsten angewandt werden. Diese sind:

    a) Das Glasbügelverfahren,
    b) die Schiefermontage,
    c) das Celluloidverfahren.

Wir wollen diese einzelnen Methoden mit ihren Vor- und Nachteilen näher betrachten.

### a) Das Glasbügel- und Glasplattenverfahren.

Auf Glas wurden die ersten Feuchtpräparate montiert. Es ist heute noch die meistgebräuchliche Methode. Sie wurde mit den Jahren immer weiter bis zu ihrer heutigen Form ausgebaut. Als größten Nachteil dieser Methode kann man wohl die leichte Zerstörbarkeit des Materials ansprechen. Bei Präparaten, die in Sammlungsschränken bleiben, wird zwar kaum dadurch Verlust auftreten; werden jedoch die Gläser wiederholt zu Lehrzwecken den Schränken entnommen und transportiert, wird sich bald die Schwäche des Verfahrens zeigen, denn die Glasbügel oder die als Plattenstützen dienenden Glasstäbe können bei wiederholtem Transport zerbrechen. Die zur Befestigung des Organes nötigen Fäden lassen sich nicht verdecken und sind, wenn nicht von vorn, so immer auf der Rückseite sichtbar. Eine Ausnahme bilden kleine Objekte, die sich aufkleben lassen.

Obwohl dieses Verfahren allgemein bekannt ist, möge der Vollständigkeit wegen die allgemeine Art der Aufstellung hier kurz erwähnt sein.

Wenn der spezielle, oft recht komplizierte Teil der Aufstellung übergangen wird, welcher von den einzelnen Präparatoren sehr unterschiedlich gehandhabt wird, die es auf diesem Gebiet auch zu wahren Künstlern ihres Faches gebracht haben, so soll dieses in keiner Weise ihre Leistung schmälern. Doch hebt auch ein künstlerisch noch so wertvoll aufgestelltes Präparat die Nachteile dieses Verfahrens nicht auf, so daß man hier kaum von transportablen, dauerhaften Präparaten sprechen kann.

Die Verbundenheit des Glasbügel- und Glasplattenverfahrens ist eine so enge, daß man beim Aufstellen einer Sammlung nach dieser Methode nicht auf eines dieser Verfahren verzichten kann. Findet für Flächenpräparate, wie Hautstücke usw., die Glasplatte ihre Verwendung, so wird bei raumfüllenden Organen der Glasbügel bevorzugt. Bei den speziellen Arten kommen sie sogar kombiniert zur Anwendung.

α) **Das Glasbügelverfahren.**

Das Glasbügelverfahren birgt bei der Verwendung von ungeschliffenen Präparatenkästen mancherlei Schwierigkeiten in sich, da bei diesen Gläsern die Tiefe fast nie gleichmäßig ist. Solange die Tiefenmaße im Bodenteil die geringeren sind, kann dieses durch entsprechendes Kürzen der Stützen noch ausgeglichen werden. Trifft dieses jedoch für den oberen Teil oder die Glasmitte zu, so wird man dieses Hindernis kaum beseitigen können und neben einem ungenügend gestützten Bügel immer ein wankendes Präparat im Glase haben.

Die Anfertigung der Glasbügel erfordert in jedem Falle sehr viel Geschick und vor allem eine gewisse Erfahrung im Umgang mit Glas. Bei der Verwendung von Bügeln aus Vollglas sind zwei Methoden zu nennen, und zwar die Herstellung der Glasbügel nach Glasform, bei der der Bügel der Glaswand anliegen soll, und das Anfertigen der Glasbügel nach *Präparatenform*, wobei der Bügel unmittelbar dem Präparat anliegt und die Stützen dann entsprechend angewinkelt werden müssen. Welche der beiden Methoden die bessere ist, sei dahingestellt. Die Bruchfähigkeit des Materials ist jedenfalls in beiden Fällen gleich groß.

Das Befestigen der Organe an den Glasbügel geschieht durch Fäden, welche durch das Organ gezogen und dann am Bügel verknüpft werden. Die Fäden sollen aber so angelegt werden, daß man mit möglichst wenigen dem Präparat einen genügenden Halt verschafft.

Organe aus weicher Substanz, wie Gehirn, Niere, Milz usw., reißen an den Einstichstellen der Fäden durch das Eigengewicht sowie durch die Bewegung des

Präparates beim Transport des Glases ein, so daß sie mit der Zeit bis zur Unansehnlichkeit beschädigt werden. Durch das Einführen von Glasröhrchen an den betreffenden Stellen, durch welche dann der Faden gezogen wird, kann man diesem Nachteil entgegenwirken, schwere Organe werden mit der Zeit aber auch dann noch beschädigt.

### β) Das Glasplattenverfahren.

Die Montage von Flachpräparaten auf Glasplatten bereitet nicht viel Schwierigkeiten, da hierbei neben dem Zuschneiden und Bohren der Platten nur die zur Befestigung der Platten im Glase nötigen Stützen gebogen werden müssen. Oft finden, um auch dieses zu ersparen, halbrunde Gläser ihre Verwendung, welche jedoch wegen des unschönen Äußeren auf das Gesamtbild des Präparates und der Sammlung besser weggelassen werden sollten. Zum anderen werden Gläser benutzt, in denen das Präparat mit seiner Vorderfläche an die Glaswand stößt. Diese Präparate haben wohl im Glase den nötigen Halt, doch stören die sich unvermeidlich bildenden Druckstellen am Organ. Dieses gilt gleichfalls für Plattenstützen, welche die Glasplatte so weit nach vorn schieben, daß das Präparat an die Glaswand drückt.

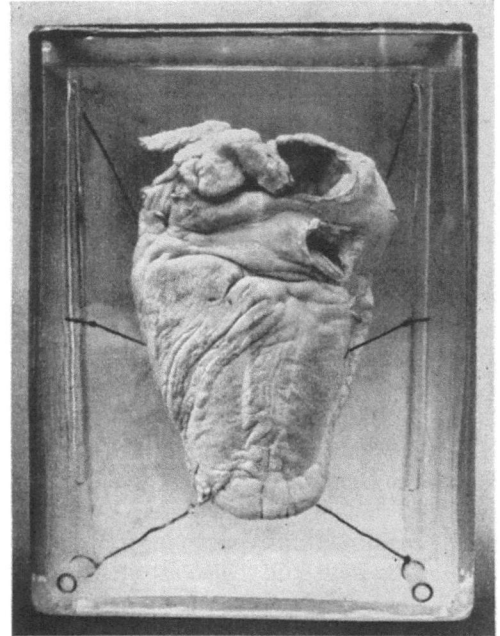

Abb. 30. Mit Glasbügel montiertes Herz.

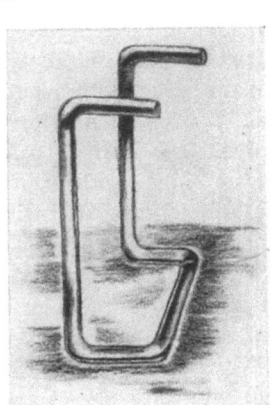

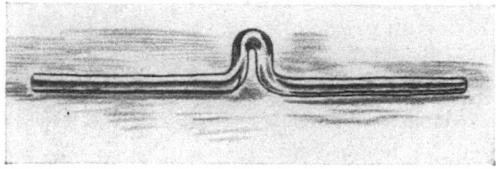

Abb. 31b.      Glasplattenstützen.      Abb. 31a.

Geeignet sind dagegen jene Stützen, welche die Platte im genügendem Abstand vom Glase halten. Dieses wird auf sehr verschiedene Art erreicht. So werden Glas- oder Hornstäbe zwischen Glaswand und Platte geklemmt, wobei Kork als Zwischenschicht verwendet wird. Aber es werden auch Glasstäbe in ihrem mittleren Teil U-förmig gebogen, welche dann backenartig über die Platte fassen und deren langauslaufende Arme als Stützen dienen. Zur Befestigung der Organe an der Platte werden diese durch Fäden, welche um die Platte geschlungen werden, gehalten, oder die Platte wird an entsprechenden Stellen durchbohrt und das Organ mit durch die Löcher gezogenen Fäden gehalten. Beim Bohren der Platten tritt sehr oft wieder größerer Verlust durch Bruch auf. Kleine Organe bzw. Organscheiben werden vielfach ohne Fäden durch Einbetten

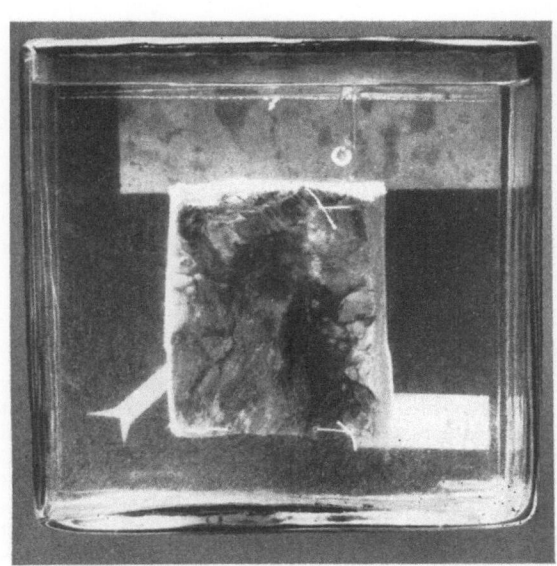

Abb. 32. Montage eines Hautstückes auf durchbohrter Glasplatte (Hinteransicht).　　Abb. 33. Montage eines Rückenmarkes auf Glasplatte.

und Ankleben mit Glyceringelatine und anschließendem Härten in Formol an der Platte befestigt. Hierbei sind zwar keine Hilfsmittel sichtbar, doch lösen sich schwere Teile mit der Zeit, unter Umständen erst nach Jahren, beim Transport oder bei Bewegung des Glases von der Platte. Dies ist auf ein kaum zu verhinderndes, langsames Quellen der Gelatine zurückzuführen.

Das Glasbügel- wie das Glasplattenverfahren sind, wie eben gesagt, sehr kostspielig, einmal durch die sehr hohen Anschaffungskosten und zum anderen durch den nicht gerade geringen Materialverschleiß bei der Bearbeitung; zudem lassen sich aus diesem Material keine wirklich dauerhaften Präparate herstellen. Die Abbildungen 30—33 zeigen die Befestigung auf Glasbügeln und Glasplatten.

## b) Die Schiefermontage.

Diese Methode hat ebenfalls ihre Schwäche in der leichten Zerstörbarkeit des Materials bei der Herstellung der Grundfläche und in den nach der Montage sichtbar bleibenden Fäden. Als weiterer Nachteil kommt hinzu, daß nur hellere Objekte auf dem Material montiert werden können, da dunkle auf Schiefer nicht plastisch genug hervortreten. Die Montage der Organe erfolgt sonst in gleicher

Herstellung von Feuchtpräparaten.

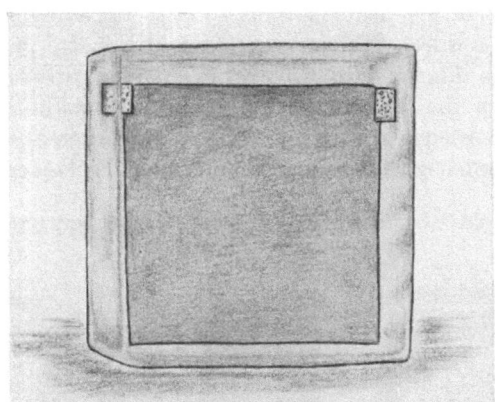

Abb. 34. Schieferplatte durch Korkscheiben befestigt.

Weise wie bei der Aufstellung auf Glasplatten. Das Verdecken der Bohrlöcher durch Perlen ist nicht das Ideale.

Hat man eine passende Schieferplatte zurechtgeschnitten, so werden Löcher für die Fäden gebohrt. Nach der Befestigung des Objektes wird die Platte, wenn sie nicht mit dem Organ an den Wänden fest anliegt, was jedoch immer Druckstellen auf dem Organ hervorruft, im Glase befestigt. Dieses geschieht durch Glasstäbe oder durch Festklemmen mit Korkscheiben. Auch in diesem Verfahren sind die Verluste bei der Herstellung der Platten neben den Anschaffungskosten sehr groß. Ein dauerhaftes, transportables Präparat läßt sich kaum mit diesem Material herstellen.

### c) Das Celluloidverfahren.

Das Celluloid wurde im Jahre 1869 von den Gebrüdern HYATT im Staate New Jersey erfunden: eine Verbindung von Kollodiumbaumwolle mit Kampfer. Seidenpapier verwandelt man durch Behandlung mit Schwefel- und Salpetersäure in Schießbaumwolle, und zwar in seine lösliche Form. Nach gründlichem Auswaschen wird 50% Kampfer hinzugesetzt, nötigenfalls auch die gewünschte Farbe. In der hydraulischen Presse wird unter starkem Druck bei einer Erhitzung von 130° C gepreßt. Hierbei findet die Verbindung der Schießbaumwolle mit dem Kampfer statt, und es bildet sich das Celluloid. In den europäischen Fabriken wird die Nitrocellulose mit Äther oder Holzgeist übergossen, mit Kampfer gemischt und nach der plastischen Bearbeitung zu Platten gewalzt, nachher erhärtet und schließlich in der hydraulischen Presse einem starken Druck ausgesetzt. Es läßt sich auf alle Gegenstände, wie Holz, Stein, Metall usw., aufleimen, ist abwaschbar, in Wasser unlöslich und reißt oder springt nicht beim Biegen nicht. Es ist sehr leicht brennbar, aber explodiert nicht. Die vielseitige Verwendbarkeit des Celluloids und seine Handlichkeit bei der Bearbeitung lassen es mannigfaltig in den verschiedensten Wirtschaftszweigen erscheinen. Auch ich habe zu diesem Material gegriffen und mit seiner Hilfe, nach jahrelangen Erprobungen, ein Aufstellungsverfahren ausgearbeitet, welches wohl z. Z. als das beste anzusehen ist und von jedem Kenner bevorzugt werden wird.

Das Celluloid wird in den verschiedensten Stärken mit matter oder polierter Oberfläche in drei Farben (schwarz, weiß und durchsichtig) hergestellt. Die gebräuchlichsten Stärken liegen zwischen 0,125 und 6,0 mm. Die Größe der käuflichen Platten beträgt 140 × 60 cm. Das Celluloid kann von der *Rheinischen Gummi- und Celluloid-Fabrik, Mannheim-Neckarau*, bezogen werden. Der Preis einer Platte von 1 mm Stärke beträgt z. Z. etwa 10 DM. Hieraus ist schon ersichtlich, daß die Anschaffungskosten des Materials bedeutend niedriger liegen als bei Glas und Schiefer. Hierzu kommt noch der Umstand, daß Celluloid — im Gegensatz zu Glas und Schiefer — fast unzerbrechlich ist. Es kann nur bei größerer Gewaltanwendung und auch dann nur nach Überwindung eines gewissen Biegungsgrades gebrochen werden. Das Material ist ferner sehr leicht zu bearbeiten. So kann es, der Stärke entsprechend, beliebig geschnitten, gesägt, gehobelt und gebohrt werden. Die Herstellung der Montagefläche bereitet somit keinerlei Schwierigkeiten. Das Zusammenfügen einzelner oder mehrerer gleicher oder verschiedenartiger Celluloidstücke oder -platten geschieht mit Essigester oder Aceton. Der wohl einzige Mangel an dem Verfahren ist, daß es nicht in Alkohol gebracht werden darf, da es in diesem Medium erweicht und verändert wird. Dieser Mangel ist aber nicht schwerwiegend, denn man verwendet heute ja nur in den seltensten Fällen noch Alkohol als Aufstellungsflüssigkeit.

### α) Anfertigung und Aufstellung einer Grundfläche.

Bevor wir die verschiedenen Möglichkeiten der Aufstellung näher betrachten, werden wir zunächst einmal den Herstellungsgang einer einfachen Grundfläche verfolgen, die ja zugleich der Ausgangspunkt aller weiteren Aufstellungsarten ist.

Das der Größe des Objektes entsprechend ausgewählte Präparatenglas wird in seinem Innenraum nach Höhe, Breite und Tiefe ausgemessen. Ungeschliffene Gläser werden zweckmäßig auch am Bodenteil des Glases gemessen, da die Maße in der Regel von den oberen abweichen. Die gewonnenen Maße werden auf die für die plastische Wirkung des Präparates am besten geeignete Celluloidplatte übertragen, und dabei werden die Randlinien mit einem spitzen Gegenstand leicht angeritzt. Das aufgezeichnete Stück wird aus der Platte geschnitten oder gesägt. Bis zu einer Stärke von 2 mm läßt sich die Platte mit einer Knochenschere schneiden. Das als Rückwand benötigte ausgeschnittene Stück wird in das Glas eingepaßt. Sollten noch irgendwelche Unregelmäßigkeiten am Boden oder an den Wänden des Glases auftreten, so werden diese Stellen an der Celluloidplatte bearbeitet; bei dickeren Platten kann dies durch Abhobeln geschehen. Die Platte ist richtig zugeschnitten und bearbeitet, wenn sie leicht in das Glas einzuführen und herauszunehmen ist, doch sollen dabei keine Lücken zwischen Plattenrand und Glaswand auftreten. Vom oberen Rand der Platte nimmt man schließlich noch etwas ab, so daß sie nicht unmittelbar mit dem Glasrand abschneidet, sondern etwa 1 cm tiefer liegt.

Der richtig eingepaßten Montagefläche wird durch Stützen der nötige Halt im Glase gegeben. Zu diesem Zweck werden die Tiefenmaße auf einen etwa $1/2$ cm breiten und möglichst starken, durchsichtigen Celluloidstreifen übertragen. Den absoluten Maßen gibt man noch 1—2 cm zu und zeichnet sich den zugegebenen Teil leicht an. Die einzelnen Streifen werden nun mit ihrer Zugabe abgetrennt; gewöhnlich benötigt man 4 solche Streifen, bei größeren Gläsern kommen noch Zwischenstützen in der Mitte der Montagefläche hinzu, so daß in solchen Fällen insgesamt 6 Stützen auszuschneiden wären. Der zugegebene Teil, der zur Befestigung an der Platte dient, wird rechtwinklig abgebogen. Zu diesem Zweck erwärmt man ein Messer mit schmalem, kantigem Rücken oder ein ähnliches Instrument über der Gasflamme und legt es unter leichtem Druck auf die vorher angezeichnete Stelle. Das Messer soll jedoch nicht zu sehr erhitzt werden, damit das Celluloid nicht ansengt, sondern nur erwärmt wird. Unter sanftem Druck wird nun der gewünschte Teil rechtwinklig über die Messerkante gebogen. Bei einiger Erfahrung kennt man bald den nötigen Wärmegrad, bei welchem sich das Material leicht und ohne Beschädigung biegen läßt.

Sollte sich im inneren Winkel etwas Celluloid beim Biegen herausgedrückt haben, was im Anfang häufiger vorkommt und auf ein zu warmes Messer und ein zu schnelles Biegen zurückzuführen ist, so kann das Überschüssige mit einem Skalpell leicht entfernt werden.

Die fertiggebogenen Winkel werden an der Montagefläche befestigt. Hierzu werden an den oberen und äußeren Ecken, jeweils entsprechend der Breite und Stärke des Winkelmaterials, kleine Teile ausgespart. Die Eckteile der Platte werden mit einem Tropfen Aceton oder Essigester angefeuchtet und die Stützen mit ihrem zugegebenen, angewinkelten Teil auf die Hinterfläche der Platte an die entsprechenden Stellen geklebt. Ein leichtes Andrücken genügt schon zur Befestigung. In kürzester Zeit sind die Stützen fest mit der Platte verbunden und können nicht ohne besondere Anstrengung wieder gelöst werden. Wichtig ist noch, daß auf der Klebfläche keine Luftblasen entstehen, da dies wegen des dann zu geringen Umfanges der Haltestelle die Festigkeit der Verbindung beeinträchtigt.

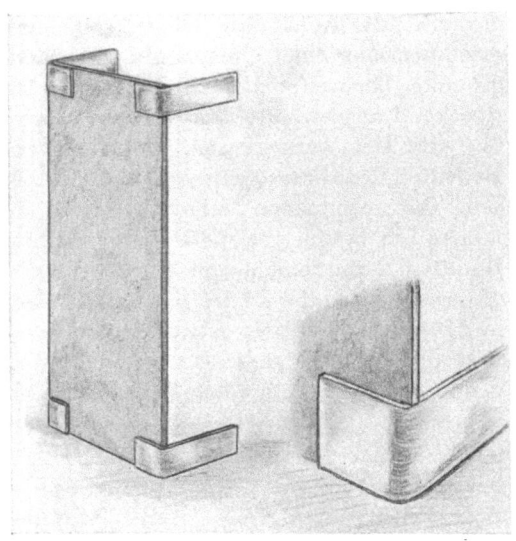

Abb. 35.
Einfache Grundfläche aus Celluloid mit Celluloidwinkel.

Die Auswahl der Stärke der zur Grundfläche verwendeten Platten bedarf schon einiger Erfahrung. Es ist hierbei nicht allein auf die *Schwere* des Objektes, sondern auch auf seine *Größe* zu achten. Bei der Verwendung von zu dünnem Plattenmaterial, zu dem oft aus Sparsamkeit gegriffen wird, werden sich die Platten nach einiger Zeit, mitunter erst nach mehreren Monaten, mehr oder weniger stark im Glase biegen. Kleine Krümmungen der Platte, die das Äußere des Präparates nicht wesentlich beeinträchtigen, die von einem exakten Präparator jedoch durch Neumontage beseitigt werden können, lassen darauf schließen, daß die Platte im Verhältnis zur Größe des Objektes zu schwach war. Dieser Fehler wird oft den weniger Erfahrenen bei der Aufstellung von planen Objekten, wie Magen usw., unterlaufen, da fälschlich deren Gewicht und nicht deren Größe, die hierbei besonders den Ausschlag gibt, berücksichtigt wird. Biegen sich die Platten jedoch in ihrem unteren Teil wellenartig, so ist die Plattenstärke für das Gewicht des Präparates unzureichend. In beiden Fällen ist die Montagefläche zu erneuern, indem der Maßstab der Plattenveränderung bei der Auswahl der neuen Platte in bezug auf Stärke berücksichtigt werden muß. Für den weniger Erfahrenen auf diesem Gebiet diene die Angabe als Anhaltspunkt, daß die Plattenstärke von 1,5 mm für die Aufstellung einer Niere verwendet wird. Mit dem Gewicht aller übrigen Organe im Verhältnis zur Niere steigt oder fällt die Stärke der zu verwendenden Platten. Für die Aufstellung von ebenen Objekten diene als Richtlinie, daß die Plattenstärke von 2 mm für die Montage eines Magens erforderlich ist. Bei Unschlüssigkeit über die zu verwendende Platten-

## Die Aufstellungsmethoden der Feuchtpräparate.

stärke ist stets die stärkere zu wählen, da sich die Verarbeitung von stärkerem Plattenmaterial nie nachteilig auswirken wird.

Ich hatte Gelegenheit, in einigen Sammlungen, wo ebenfalls Celluloid als Montagefläche verwendet wird, einige andere Methoden zur Plattenbefestigung zu beobachten. Diese sollen hier erwähnt werden, um auf einzelne Nachteile hinzuweisen, die sich vermeiden lassen.

So waren in einem Fall die Plattenstützen aus gleichfarbigem Material wie die Grundfläche gefertigt worden. Diese waren dann natürlich immer im Glase deutlich sichtbar und wirkten auf das Gesamtbild des Präparates störend.

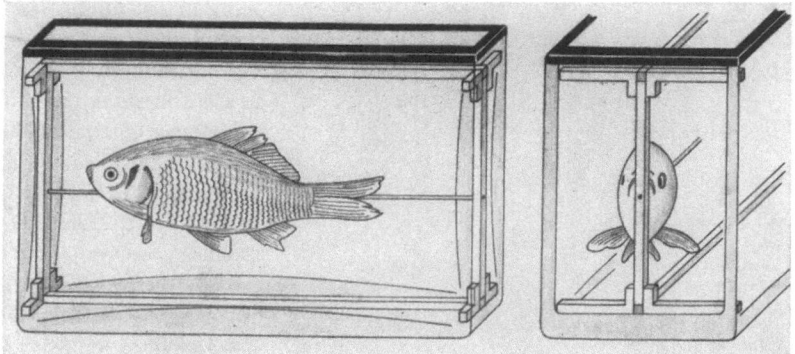

Abb. 36. Vorder- und Seitenansicht eines fertigmontierten Fisches.

Noch nachteiliger ist die gelegentlich zu beobachtende Befestigung der Platten durch Festklemmen mit Korkscheiben.

Anfänglich zeigt diese Methode gute Erfolge. Da die Celluloidplatten jedoch in der gespannten Stellung verharren, lösen sich beim Bewegen oder Transport der Gläser die Korken ab. Sie schwimmen dann auf der Lösung, und die Platte hat jeglichen Halt verloren. Zur Herstellung einwandfreier und dauerhafter Präparate möchte ich von der Anwendung dieser Methode abraten.

Ist die fertige Montagefläche einmal in das Glas gesetzt, so darf sie sich, wenn exakt gearbeitet wurde, beim Schütteln des Glases nicht mehr bewegen. Die Schnittflächen der Platte sowie die der Stützen sind durch das Schneiden oder Sägen aufgerauht und matt. Durch Bestreichen dieser Stellen mit Aceton oder Essigester (am zweckmäßigsten bedient man sich dabei eines Pinsels) werden sie wieder glatt und glänzend.

Auf der auf die eben beschriebene Weise gefertigten Grundfläche werden scheibenartige, flache Organe, wie Hautstücke, Darm- und Magenwände usw., angebracht. Zur Befestigung der Präparate an der Platte ziehen wir die Fadenenden, die nach dem Durchstechen des Präparates herabhängen, durch die an entsprechender Stelle in der Platte vorhandenen Löcher, wobei für jedes Fadenende ein Loch vorzusehen ist. Die Löcher werden vorher mit einem spitzen Dorn eingestoßen oder mit dem Spiralbohrer gebohrt. Zweckdienlich ist beim Bohren oder Lochen eine Unterlage von Kork oder Holz. Die Lochöffnungen werden mit einem scharfen Messer von etwaigen, durch das Bohren oder Durchstoßen erhabenen Teilen befreit. Die an der Plattenrückwand hervortretenden Fäden werden alsdann stichweise verknüpft und der den Knoten überragende Teil abgeschnitten.

Bei richtigem Anlegen der Befestigungsstellen und entsprechender Anordnung der Löcher muß jetzt das Präparat ohne Falten und Erhebungen der Platte fest anliegen. Ist dies der Fall, so wenden wir die Montageplatte, daß ihre Rückwand nach oben zu liegen kommt. Die *Lochöffnungen* sowie *die Fäden*, welche sich später als störend auswirken würden, sollen nun verdeckt werden. Zu diesem Zweck löst man kleine Stücke von dem der Plattenfarbe entsprechenden Celluloid in Aceton zu einer dickbreiigen Masse auf. Hiermit werden die Lochöffnungen und die Fäden bestrichen. Die Masse soll jedoch so dick aufgetragen werden, daß sie über die Fadenknoten erhaben ist. Bei schwereren Organen, zu denen stärkerer Faden verwendet wird, sind die Fäden so zu knüpfen, daß sich die Knoten in einem der Löcher befinden, um das gelöste Celluloid nicht zu dick auftragen zu müssen. Nachdem die Masse getrocknet ist, was bei nicht zu flüssigem Zustand nicht lange dauert, ist von den Fäden und Löchern nichts mehr zu erkennen, denn das aufgetragene Celluloid ist in der Flüssigkeit kaum von der Platte selbst zu unterscheiden.

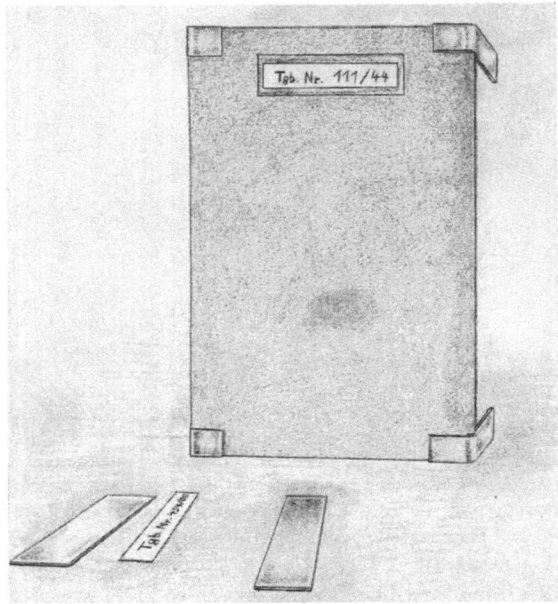

Abb. 37. Signatur auf der Rückseite der Montagefläche und Einzelteile der Signatur.

Die Organe sollen übrigens während der Montage nicht zu lange der Luft ausgesetzt werden, sie verlieren sonst an Farbenfreudigkeit. Als zweckmäßig hat sich hierbei die wiederholte Befeuchtung der Organe mit der Endlösung erwiesen.

Nun fehlt noch die *Signierung* des Präparates. Diese ist in größeren Sammlungen von besonderer Wichtigkeit, denn sehr leicht kann einmal die Beschriftung eines *Präparatenglases* verlorengehen oder vertauscht werden, so daß dann, wenn die näheren Angaben über Zeit und Herkunft usw. nicht mehr zu ermitteln sind, das Präparat an Wert einbüßt. Bei signierten Präparaten hingegen genügt ein Blick auf die Rückwand zur Identifizierung.

Zur Signierung der Präparate wird die „Signatur", meistens Sektions- oder Tagebuchnummer bzw. die laufende Nummer im Sammlungsverzeichnis, mit der Schreibmaschine geschrieben und ausgeschnitten. Zwischen zwei dünne, durchsichtige Celluloidscheiben, welche an jeder Seite etwa 3 mm die Signatur überragen sollen, wird die Signatur gelegt und fest zusammengedrückt. Die Ränder der Scheiben werden sodann mit einem mit Aceton getränkten Pinsel bestrichen und somit aneinandergeklebt. Es ist darauf zu achten, daß der Pinsel nicht zu sehr getränkt ist und keine größeren Mengen Essigester zwischen die Platten gelangen, da sonst das signierte Papier die Flüssigkeit aufnimmt und die Schreibmaschinenschrift verläuft. Mit Bleistift geschriebene Signierungen verlaufen nach dem Bestreichen durch Aceton oder Essigester nicht. Die zusammengeklebten Plättchen werden nun auf der Hinterwand des Präparates wiederum mit Aceton oder Essigester befestigt, wie es die Abb. 37 zeigt.

Das Präparat gelangt jetzt in das mit der Endlösung gefüllte Glas. Es ist sehr wichtig, daß diese Lösung *vor* dem Einbringen des Präparates in das Glas gegossen wird, damit beim Einschütten mitgerissene Luftbläschen entweichen können. Bei nachträglichem Einschütten der Lösung haften sonst diese Luftblasen an dem Präparat und an der Montagefläche. Wenn sich doch Luftblasen an den Wänden des Glases absetzen, was besonders oft bei Formalin der Fall ist, werden sie durch Entlangstreichen am Glase mit einem Pinsel oder einer Feder entfernt.

Das Präparat wäre nun bis auf den *Verschluß* fertiggestellt. Die Eigenarten des Verschließens wollen wir später gesondert behandeln.

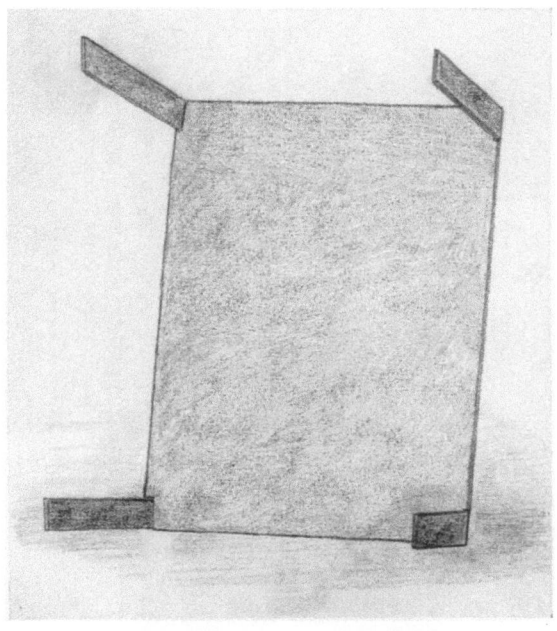

Abb. 37a. Schwarze Celluloidplatte mit gleichfarbigen Winkeln.

### β) Die verschiedenen Aufstellungsmethoden.

Vorher soll noch etwas näher auf die verschiedenen Aufstellungsmethoden und ihre Hilfsmittel eingegangen werden. Es würde jedoch zu weit führen, wenn jetzt jedes einzelne der vorkommenden Verfahren aufgeführt würde, darum seien nur die häufigsten erwähnt. Bei gründlicher Beherrschung dieser Methoden wird es ohnehin nicht schwerfallen, auch in besonderen Fällen auftretende Aufstellungsschwierigkeiten, die sich doch immer wieder an ein und dasselbe Grundprinzip anlehnen, zu bewältigen.

Betrachten wir zunächst Organe, wie Gehirn, Niere, Leber usw., die eine sehr weiche Konsistenz haben und die bei Fadeneinschnürungen nachgeben und unter Umständen einreißen.

Zur Aufstellung solcher Organe stellen wir uns zunächst einmal wieder die eingangs beschriebene Grundfläche her. Ist dies geschehen, so führen wir in die Organsubstanz (außer beim Gehirn) unter den gewünschten Einstichstellen in der Waagerechten einen dünnen, angespitzten *Celluloidstab* ein. Der Stab soll etwa 1 cm parallel unter der hinteren, der Platte später anliegenden Grundfläche des Organes liegen und darf auf keinen Fall an irgendeiner Stelle das Gewebe herausdrücken oder gar durch die Oberfläche (z. B. Nierenkapsel, Milz) durchtreten.

Der Faden wird nun unter dem Stab hindurchgeführt und dann in üblicher Weise durch die Löcher der Platte geknüpft, wie es die Abb. 38 zeigt.

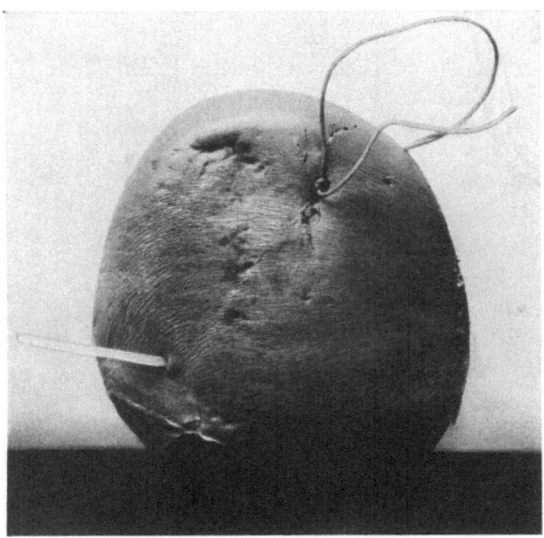

Abb. 38. Milz mit eingeführten Haltestäben. Oben: Stab eingeführt, Faden umschlungen und geknüpft. Unten: Stab noch sichtbar.

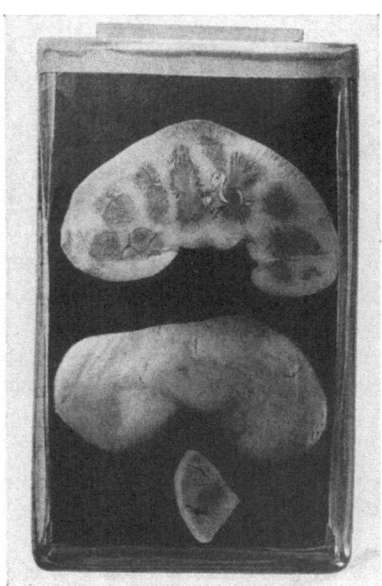

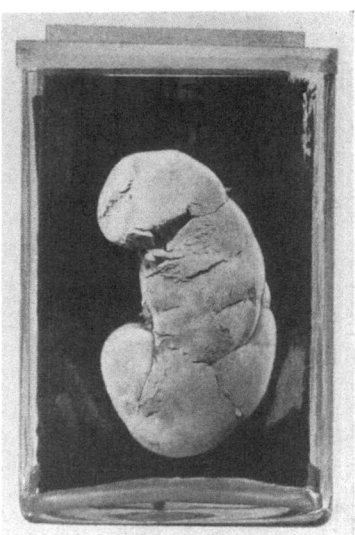

Abb. 39. Mit Stäben montierte Niere.     Abb. 40. Mit Stab montierte Niere.

Bei *Gehirnen* hingegen verwenden wir nur einen Stab, der im oberen Teil angebracht wird und das Präparat an der Platte hält. Für den unteren Teil gebrauchen wir eine tragende Stütze, die — je nach Größe des Gehirns — gleicherweise rechtwinklig gebogen ist, wie es bei den Stützen der Grundfläche der Fall war.

Der aufzuklebende Teil soll nicht viel breiter als 1—2 cm sein, wogegen sich der freistehende und tragende Teil nach der Dicke des Gehirns richtet und etwa 1 cm kürzer sein soll, jedoch nicht länger als 7 cm. Dieser Teil wird so zugeschnitten, daß er nach vorn spitz zuläuft. Die Stütze wird nach ihrer Fertigung so auf die Platte geklebt, daß sie hinter dem Präparat etwas nach unten in der Mitte der Platte steht.

Sie wird nun vorsichtig in das Gehirn gedrückt, und die durch die Löcher gezogenen Fäden werden mit der oberen Befestigung hinten verknüpft. Nach der Signierung der Platte und der Überdeckung der Loch- und Fadenstellung kann das Präparat in die Flüssigkeit gebracht werden. Fäden oder Stütze sind kaum sichtbar. Ähnliche Stützen bewähren sich bei anderen schweren Organen.

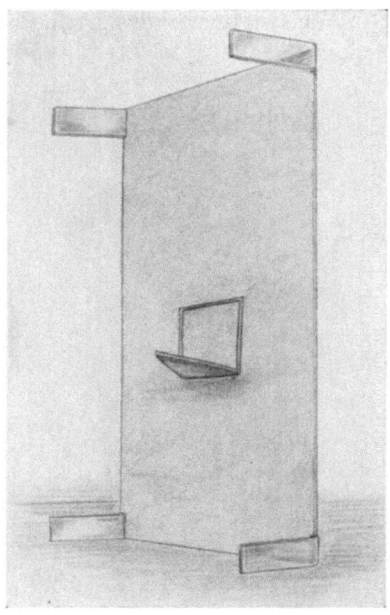

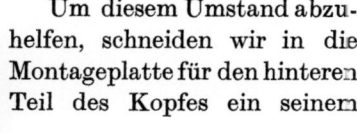

Abb. 41.
Montageplatte mit Winkelstütze für Gehirn.

*Neugeborene und Feten* machen bei der Aufstellung besondere Schwierigkeiten bezüglich der Unterbringung des *hinteren Kopfteils*. Bei der Montage des Kopfes auf gleicher Ebene mit dem Rücken sind die Halspartien zum größten Teil nicht immer gut sichtbar.

Um diesem Umstand abzuhelfen, schneiden wir in die Montageplatte für den hinteren Teil des Kopfes ein seinem

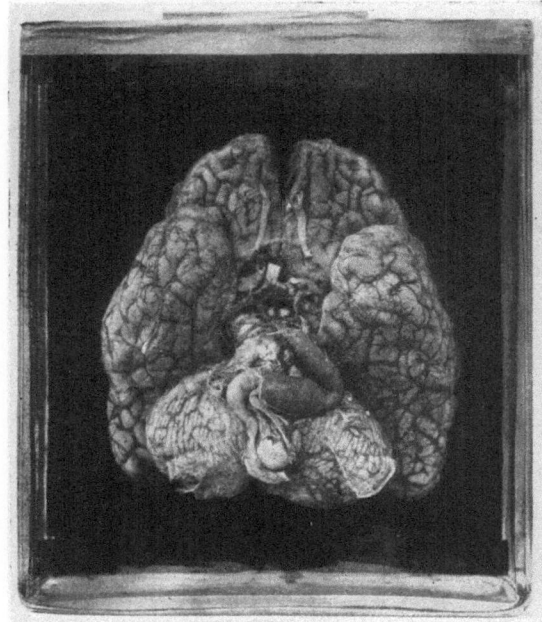

Abb. 42. Mit Stützen montiertes Gehirn.

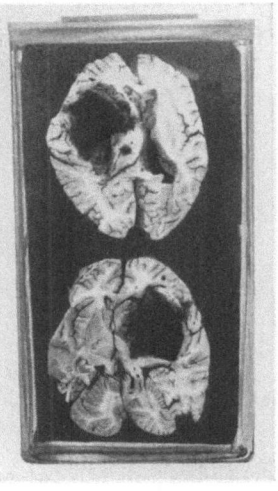

Abb. 43. Fertig montiertes Gehirn.

Umfang entsprechendes Loch. Der hintere Kopfteil ragt nun über die Plattenrückwand hinaus, wodurch außerdem die bei manchen Präparaten (Halsschnitt, Würgespuren, Strangmarken usw.) wichtigen Halspartien sichtbar werden. Ist der nach hinten überstehende Teil des Kopfes ohne Bedeu-

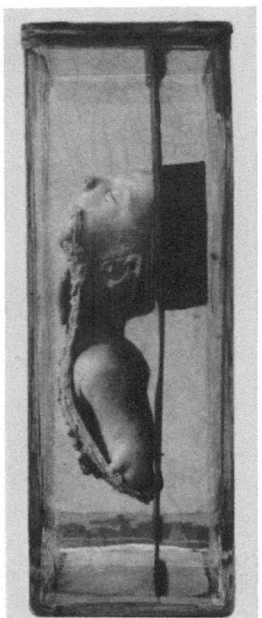

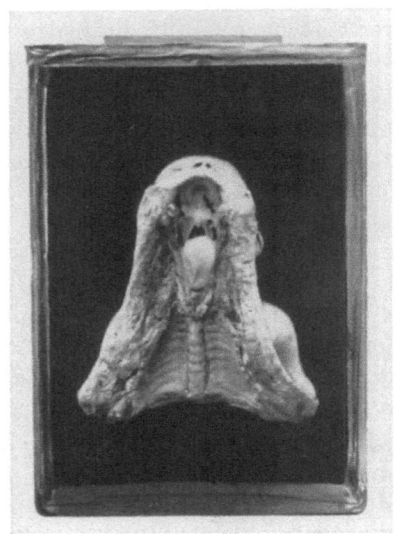

Abb. 44.
Durch Celluloidkasten verdeckter Kopfteil.

Abb. 45.
Vorderansicht des fertigen Präparates (Pfeile im Rachenraum).

tung für das Präparat, so kann er zu einem entsprechenden Teil abgeschnitten werden, was die Benutzung eines sonst

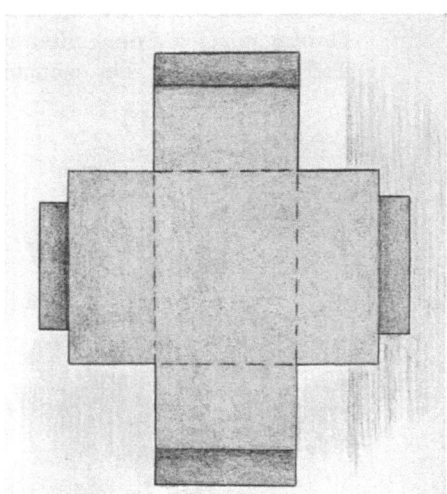

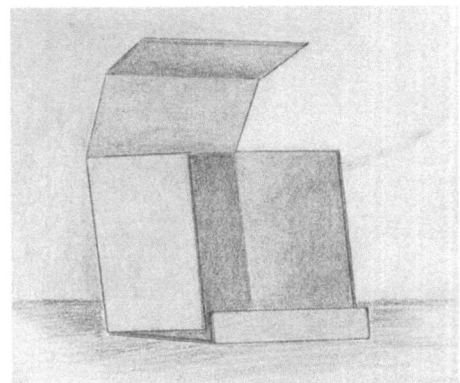

Abb. 46a u. b. Ausgeschnittener und teilweise gebogener Celluloidkasten.

reichlich tiefen Präparatenglases umgeht; der dann noch überstehende Teil wird durch einen *Celluloidkasten* verdeckt, wie es die Abb. 44 zeigt.

Die Anfertigung eines solchen, den Kopf abdeckenden Kastens geht in folgender Weise vor sich: Ein der Plattenfarbe entsprechendes Celluloidstück in der Größe des Ausschnittes, zuzüglich der Länge des herausragenden Kopfteils

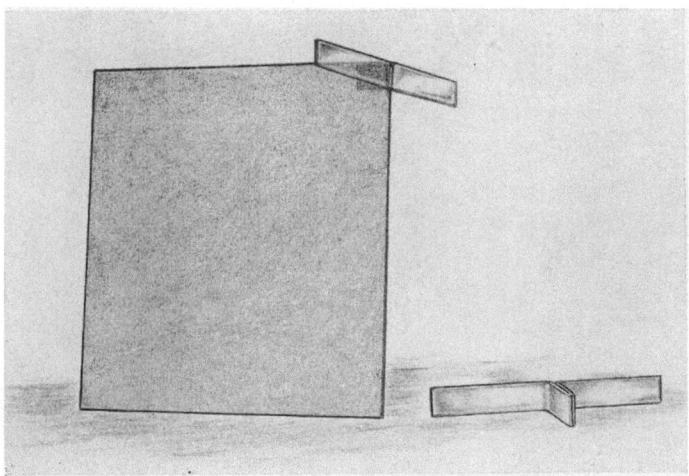

Abb. 47. Montageplatte mit farblosen Doppelstützen.

und mit einem 1 cm breiten Kleberand, wird zurechtgeschnitten, die jeweiligen Zugabestücke beider Seitenwände werden leicht angezeichnet, denn an diesen Stellen wird die Platte nachher in vorher beschriebener Weise gebogen. Die richtig zugeschnittene Platte hat das Aussehen eines Kreuzes, wobei das Mittelstück durch das dem Ausschnitt entsprechende Stück gebildet wird, während die zugegebenen Seitenwandteile strahlenartig überstehen (Abb. 46 a u. b).

Die Ecken müssen also ausgespart sein. Mit einem angewärmten Gegenstand werden nun die Seitenwände an den bezeichneten Stellen eingebogen, und zwar jeweils rechtwinklig nach innen. Nach Fertigstellung erhalten wir einen Kasten, der auf der nach innen gebogenen, 1 cm breiten Klebfläche ruht. Dieser Kasten wird über den herausragenden Kopfteil gesetzt und festgeklebt, so daß dieser verdeckt wird. Die in der üblichen Weise angefertigten Stützen der Hinterwand der Montageplatte können hier, wegen des

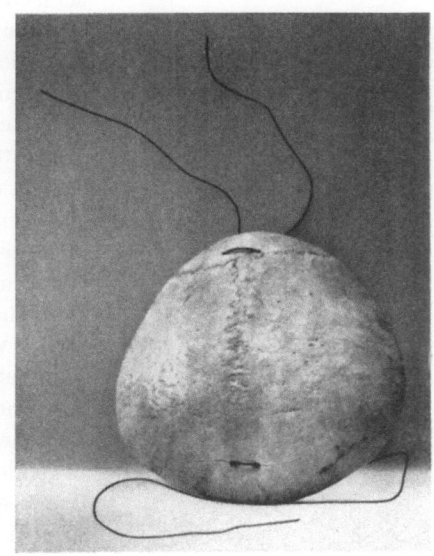

Abb. 48. Zum Aufziehen einer Dura fertiggestellter Kalottenteil.

hervorragenden Kopfteils, nicht angewandt werden. In diesem Fall fertigen wir uns daher zu jeder Stütze noch eine weitere, welche die Länge des nach hinten vorstehenden Teiles hat und setzen diese auf der Hinterseite der Platte auf

50  Herstellung von Feuchtpräparaten.

die anderen Stützen auf, welche wir dann so weit kürzen, daß sie zusammen die Tiefe des Glases ausmachen. Doppelstützen können in gleicher Weise für Montageflächen angewandt werden, bei denen das Glas eine zu große Tiefe besitzt (Abb. 47).

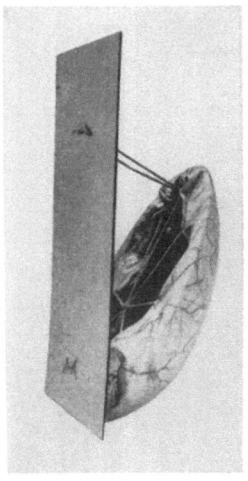

Abb. 49. Die aufgezogene Dura wird an der Montagefläche befestigt.

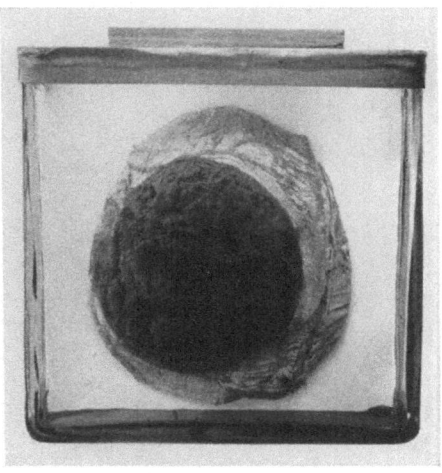

Abb. 50. Fertiges Präparat.

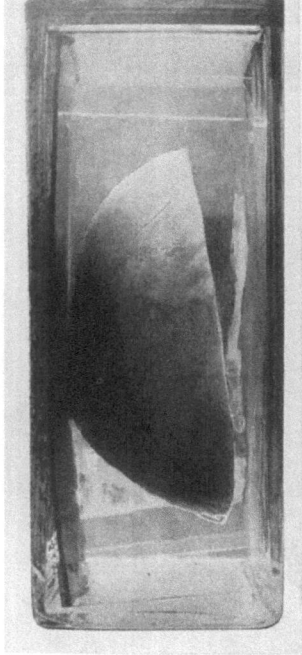

Abb. 51. Geklebte Kalotte (Seitenansicht). Verbogene Montagefläche, entstanden durch: 1. zu kurze Winkelstützen (unten), 2. obere Stützen zu tief angebracht.

Teile der *harten Hirnhaut* lassen sich oft sehr schlecht in naturgetreuer Form aufstellen, ohne daß sie sich beim Transport des Glases bewegen. Um diesem abzuhelfen, wird die harte Hirnhaut auf den entsprechend ausgeschnittenen Teil einer Kalotte oder auf eine eigens dafür angefertigte Gipsform gespannt und an der Platte befestigt.

Zu diesem Vorgang werden die Ränder der Hohlseiten des entsprechend ausgeschnittenen Kalottenteils plangeschliffen, da sie doch später ohne Abhebung der Montagefläche aufliegen müssen. Zur Befestigung des Kalottenteils an der Montagefläche werden vor dem Aufziehen der harten Hirnhaut, etwa $1^1/_2$ cm vom Rande entfernt, in einem Abstand von 2 cm mit einem Spiralbohrer der Knochen durchbohrt und die jeweils zusammenliegenden Löcher durch eine einzuschleifende Rinne, in der später der Faden verläuft, verbunden. Durch die beiden Lochpaare wird sodann ein Faden gezogen, der in der Fadenrinne liegt und dessen Enden durch die Löcher an der Hohlseite herabhängen. Die Dura wird jetzt über den Knochen gespannt, in dem die an den Rändern umgeschlagenen Teile durch kreuzweise gezogene Fäden angezogen werden. Die vorher durch den Kalottenteil gezogenen

Fäden werden sodann durch an entsprechender Stelle in der Montagefläche eingelassene Löcher gezogen, verknüpft und durch gelöstes Celluloid verdeckt (Abb. 48—50).

*Ganze Kalotten*, in denen sich nur die harte Hirnhaut befindet, werden an ihrer Rückseite abgeschliffen, um eine größere rauhe Klebfläche zu bekommen, schnell an den betreffenden Stellen getrocknet und mit gelöstem Celluloid auf die Platte geklebt (Abb. 51 u. 52).

*Bei der Aufstellung ganzer Köpfe* ist die Anwendung eines *Bodensockels* erforderlich. Dieser Bodensockel wird in ähnlicher Weise gefertigt wie der für Feten beschriebene Kasten. An seiner Oberfläche wird nur für die Einführung des Halses ein passendes Loch eingeschnitten, durch welches der untere Halsteil geführt

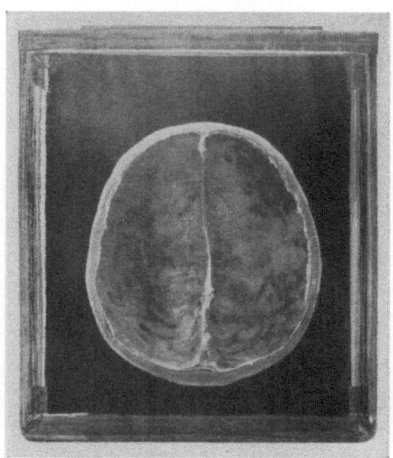
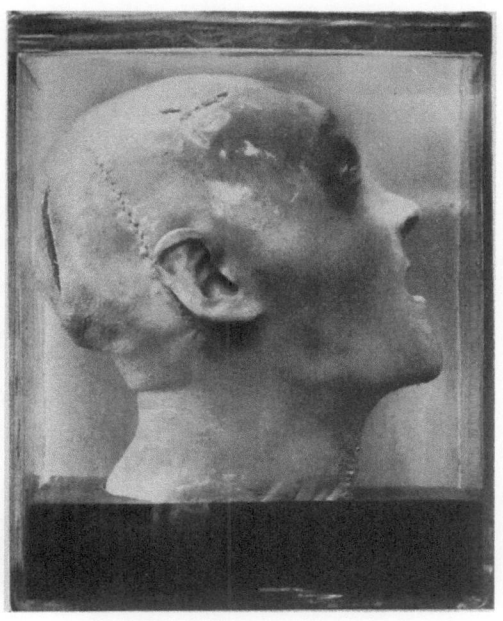

Abb. 52. Fertiges Präparat. Kalotte mit gelöstem Celluloid an die Montagefläche geklebt.

Abb. 53. Kopf mit Bodensockel.

wird. Die senkrechte Stellung wird durch Befestigung einer möglichst dicken Glasplatte an der Halsunterfläche erreicht. Köpfe, denen das Gehirn entnommen wurde, werden nach dem Einbringen in die Flüssigkeit auf der Schädelhöhe zur Vermeidung eines zu großen Auftriebes mit einem Bohrer an zwei Stellen durchbohrt, damit die Luft entweichen kann (Abb. 53).

*Präparate verschiedener Stärke*, die *gemeinsam in einem Glase* aufgestellt werden sollen, müssen so aufgebaut werden, daß ihre Vorderflächen in gleicher Ebene liegen. Nehmen wir als Beispiel einmal ein Gehirn, dessen eine Hälfte *ganz* aufgestellt wird, während von der anderen nur einige *dünne Schnitte* zu sehen sind. Die ganze Hälfte wird in der vorher beschriebenen Weise an der Grundfläche befestigt. Die einzelnen Stücke werden in der gleichen Weise auf eine neu zugeschnittene Platte gebracht, die so groß ist wie der unbedeckte Teil der Platte (Abb. 54).

Dieser Teil wird durch Winkel, aus durchsichtigem Material gefertigt, so mit der Grundfläche verbunden, daß die Vorderfläche aller Präparate in gleicher

52 Herstellung von Feuchtpräparaten.

Ebene liegt. In der Lösung wird man nachher die montierte Platte kaum erkennen, und das Präparat hat durch die gleiche Stellung der Organe zum Betrachter an Anschaulichkeit erheblich gewonnen, wie Abb. 55 zeigt.

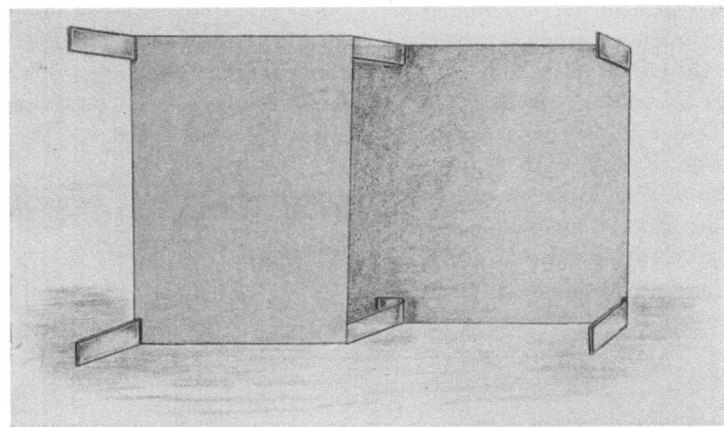

Abb. 54. Montagefläche für verschieden starke Organe, die in gleiche Ebene gebracht werden sollen.

Besondere Schwierigkeiten bietet die Montage von Organen, die *doppelseitig sichtbar* sein sollen. Hierbei ist zu unterscheiden zwischen einer Montage auf durchsichtigen und einer auf farbigen Grundplatten. Präparate auf durchsichtigen Platten sollen, wenn nicht unbedingt nötig, nicht genäht werden, da die Fäden hierbei nicht zu verdecken sind. Nehmen wir als Beispiel eine Hand,

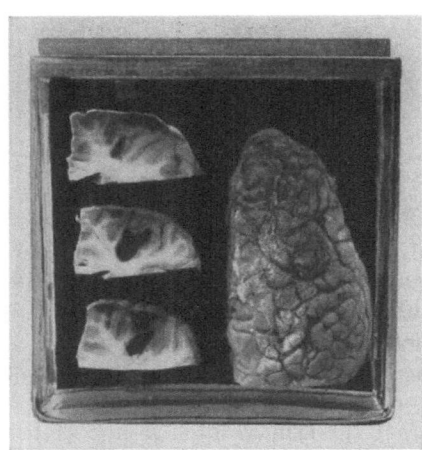

Abb. 55. Fertiges Präparat.

die beiderseitig sichtbar aufgestellt werden soll. Die Grundfläche wird in der üblichen Weise angefertigt. Die Hand legen wir dann auf die Platte und schneiden uns aus dünnem, durchsichtigem Celluloid einige schmale Streifen für das Handgelenk und für zwei bis drei Finger. Die Streifen sollen so lang sein, daß sie an jedem Ende noch etwa 1 cm überstehen. Die Streifen legen wir nacheinander um die einzelnen Stellen und kleben sie mit dem zugegebenen Teil auf die Grundfläche auf. Es dürfen beim Kleben jedoch keine Luftblasen auftreten, denn diese sind nachher im Präparat sichtbar (Abb. 56).

Beim Aufstellen von Präparaten auf farbigen Unterflächen verwenden wir zur Montage durchsichtige Celluloidstreifen, die durch die Objekte gezogen und mit den herausragenden Teilen an der Platte befestigt werden (Abb. 57).

Ein anderes Vorgehen ist die Verwendung von Nähten, die in beliebiger Weise gelegt werden können. Auf die Grundfläche wird nach Verknüpfen der Fäden eine zweite, in derselben Weise wie die erste hergestellte Platte, an der

## Die Aufstellungsmethoden der Feuchtpräparate. 53

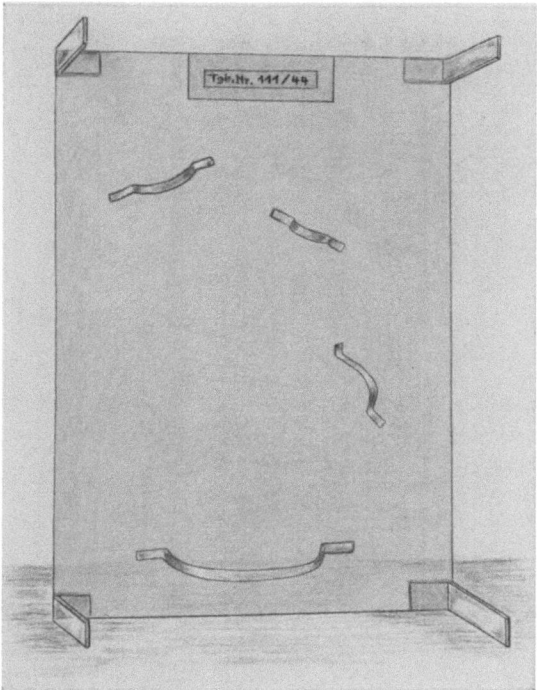

Abb. 56. Montagefläche für doppelsichtbare Präparate (Hand).

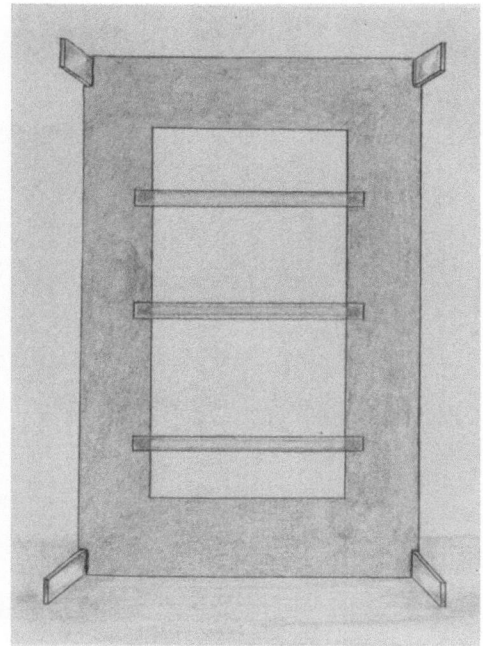

Abb. 57. Dunkle Montagefläche zur Hebung der plastischen Wirkung bei doppelseitig sichtbaren Präparaten (Hautstück).

54  Herstellung von Feuchtpräparaten.

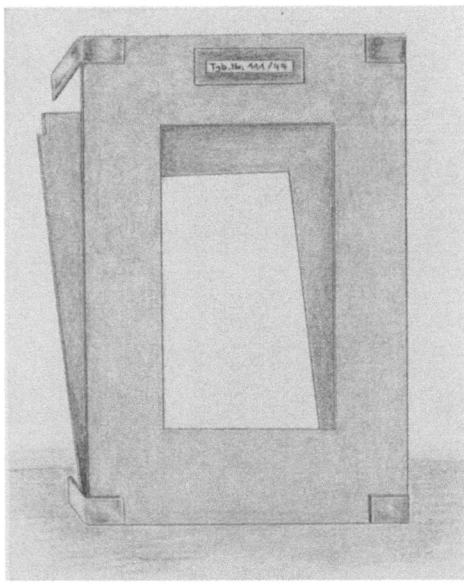

Abb. 58. Montagefläche mit Rückenplatte zur Verdeckung der Fäden bei doppelseitig sichtbaren Präparaten.

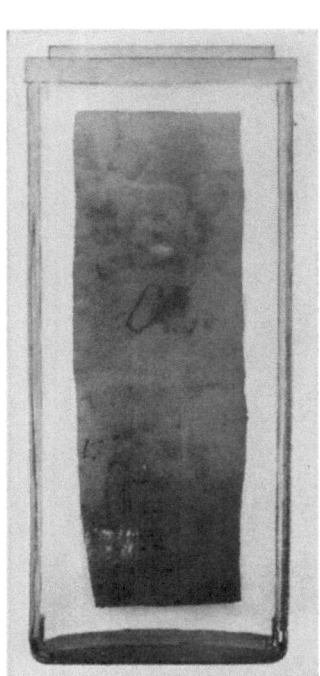

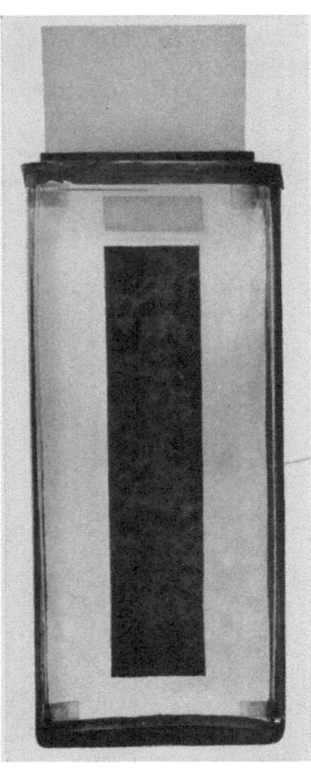

Abb. 59. Doppelseitig sichtbares Präparat.
Hautstück. Vorderansicht.

Abb. 60. Hautstück. Rückansicht.

Die Aufstellungsmethoden der Feuchtpräparate. 55

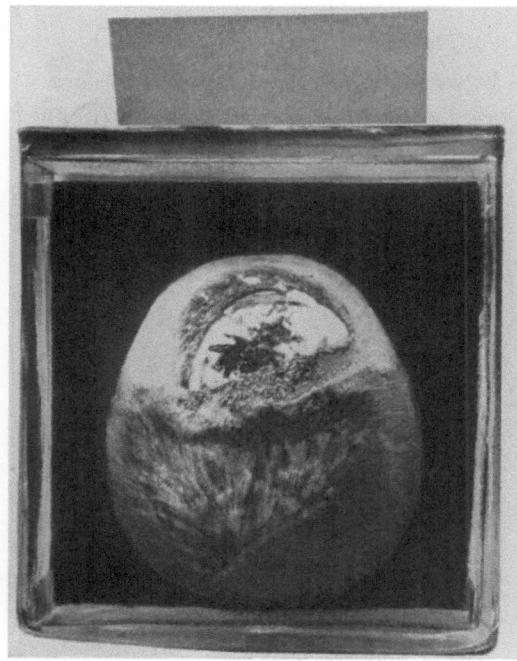

Abb. 61. Doppelseitig sichtbare Kalotte. Vorderansicht.

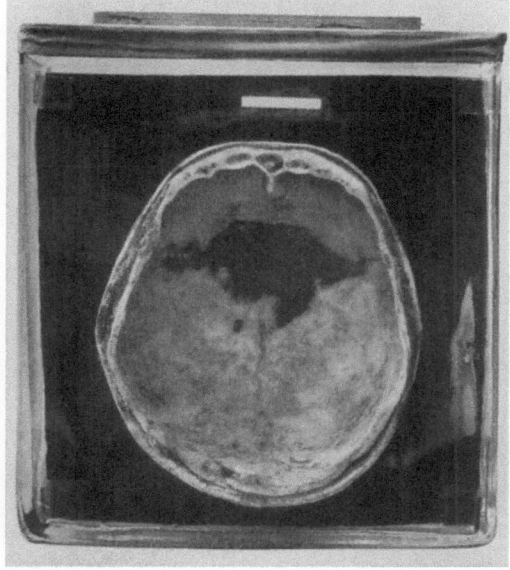

Abb. 62. Doppelseitig sichtbare Kalotte. Rückansicht.

die Fäden- und Knotenstellen auszusparen sind, geklebt. Diese Platte bekommt dann noch die Signatur (Abb. 58). Als Rückwand kann auch, zur Hebung der plastischen Wirkung des fertigen Präparates, eine andersfarbige Platte geklebt werden.

Bei der Betrachtung des fertigen Präparates sind keinerlei störende Befestigungsmittel zu sehen (Abb. 59 — 62).

*Metallteile*, wie Projektile usw., die in dem Präparat montiert sind, aber zugleich vor dem Verlust geschützt werden sollen, werden mit in Aceton gelöstem,

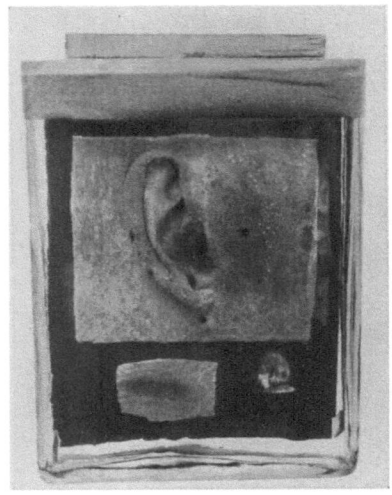
Abb. 63. Fertiges Präparat mit Projektil.

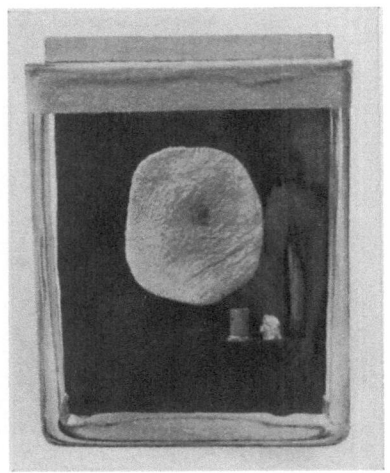
Abb. 64. Fertiges Präparat mit Projektil.

durchsichtigem Celluloid überzogen und auf einen kleinen Winkel, entsprechend dem Gegenstand, montiert. Sie können so durch die Lösung nicht angegriffen werden und halten sich unverändert.

Abb. 63, 64 und 65 zeigen Metallteile in der Flüssigkeit (Projektile und Zaunspitze).

*Wichtige Stellen* an Organen, die besonders hervorgehoben werden sollen,

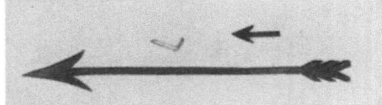
Abb. 66. Pfeile und Winkel.

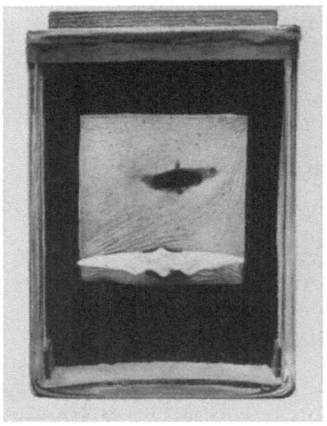
Abb. 65. Fertiges Präparat mit Zaunspitze.

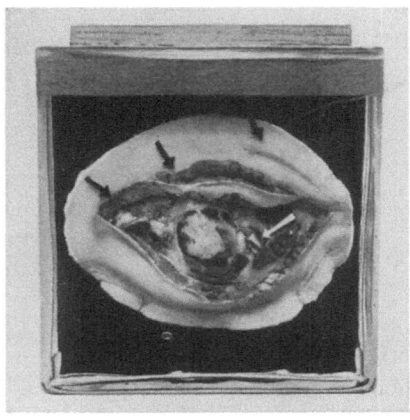
Abb. 67. Fertiges Präparat mit Pfeil. Halsschnitt.

## Die Aufstellungsmethoden der Feuchtpräparate.

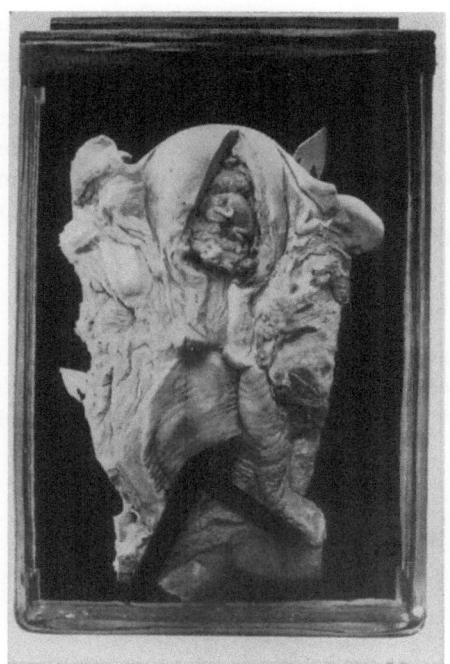

Abb. 68. Fertiges Präparat mit zweifarbigen Pfeilen. Abtreibung.

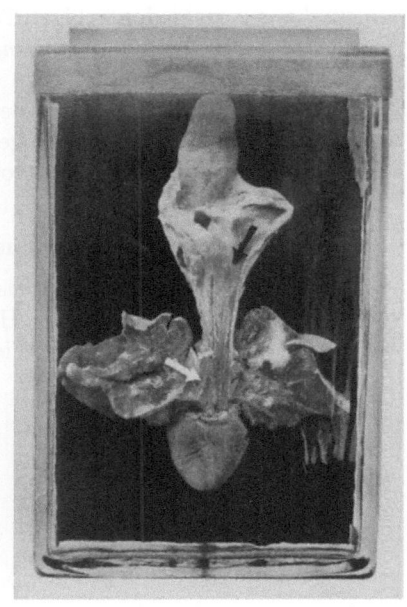

Abb. 69. Fertiges Präparat mit verschiedenfarbigen Pfeilen. Kindestötung. Verätzung der Speiseröhre.

werden *durch Pfeile gekennzeichnet*. Die Pfeile stellt man sich aus dünnem Celluloid her und wählt eine sich von dem Untergrund gut abhebende Farbe. An die zugeschnittenen Pfeile klebt man unten einen entsprechend starken, durchsichtigen Winkel, der an seinem unteren Ende angespitzt wird, damit er dann an den gewünschten Stellen in das Organ eingedrückt werden kann. Zur Kennzeichnung des Verlaufes von Wundkanälen wird aus dünnem Celluloid ein entsprechend langer Pfeil geschnitten, der nach Erwärmung in heißem Wasser oder Wasserdampf in erforderlicher Weise gebogen wird. Nach dem Einführen des Pfeiles wird dieser nötigenfalls

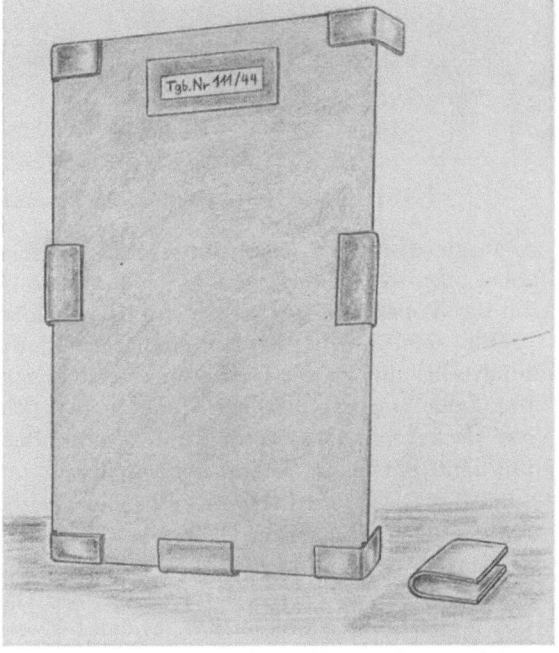

Abb. 70.
Glas als Gegengewicht an Celluloidplatte, durch Winkel befestigt.

an der Spitze bzw. am Ende oder an beidem an die Grundfläche geklebt. Zur besseren Veranschaulichung können die einzelnen Pfeile auch in Kontrast zum Hintergrund aus verschiedenfarbigen Teilen zusammengesetzt werden (Abb. 66—69).

Für die Aufstellung von *Lungengewebe*, bei dem durch den *Auftrieb* erfahrungsgemäß besondere Schwierigkeiten entstehen, hat sich folgende Abänderung der Technik bewährt: Entsprechend der Hinterplatte schneiden wir uns eine gewöhnlich starke *Glasplatte* als Gegengewicht zurecht und befestigen diese mit gut angepaßten, durchsichtigen Celluloidstreifen (Abb. 70).

### γ) Das Verschließen und Beschriften der Präparatengläser.

Die in der beschriebenen Weise aufgestellten Präparate sind nun noch zu verschließen, wozu man in der Hauptsache *Pizein* und *Wiener Präparatenkitt* verwendet. Ich verwende nur Wiener Präparatenkitt. Dieser ist im Vergleich

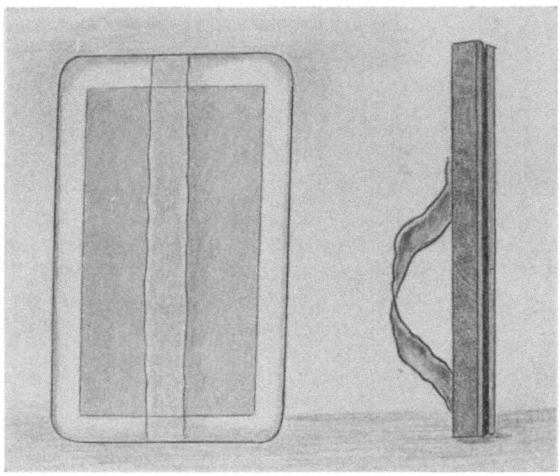

Abb. 71. Aufgerauhter Deckel. Leiste mit Leimstreifen und Einschnitt für Beschriftung.

zu Pizein nach dem Erstarren sehr viel fester und liegt im Schmelzpunkt etwas höher. Die Anwendung der Verschlußkitte, obwohl sicher weitgehend bekannt, soll der Vollständigkeit halber kurz beschrieben werden.

Ein solcher Kitt wird am einfachsten durch Erhitzen in einer Blechdose unmittelbar über einer Gasflamme verflüssigt. Die Masse soll ganz aufgelöst sein und keine ungeschmolzenen Teile mehr enthalten. Die aufgerauhten Ränder von Deckel und Glas werden mit Benzin oder Alkohol gut gereinigt, getrocknet und dann mit einem Spatel mit verflüssigtem Kitt gleichmäßig bestrichen. Der Rand des Glases wird sodann mit einer Gasflamme erwärmt und die Verschlußplatte aufgedrückt. Den Deckel beschwert man zweckmäßigerweise mit einem Gewicht.

Schließlich wird dann der Kitt mit der Gasflamme noch etwas erwärmt, bis er sich gleichmäßig verteilt hat, wodurch Deckel und Glas jetzt fest miteinander verbunden sind. Heruntergetropfte Kittmasse wird nach dem Erstarren mit einem Messer leicht entfernt.

## Die Aufstellungsmethoden der Feuchtpräparate.

Zum *Verschluß* des Glases und zum Verdecken der Kittlinie wird um das Glas ein schmaler Kaliko- oder Papierstreifen geklebt, welcher mit dem oberen Rand des Glases abschneidet.

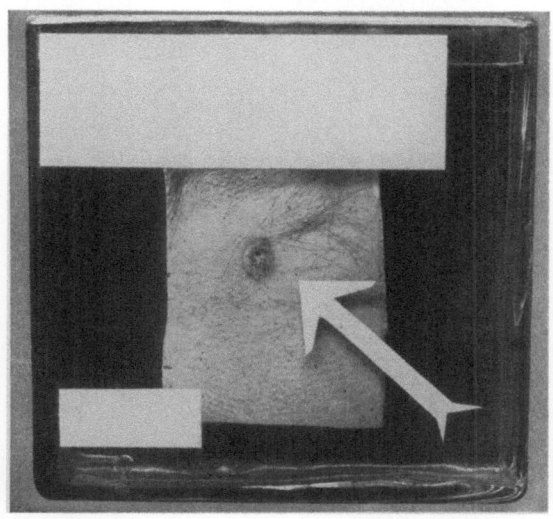

Abb. 72. An der Glasaußenseite geklebte Beschriftung, Signierung und Pfeil (Glasmontage).

Ist einmal die *Wiedereröffnung* eines Glases erforderlich, wird der Kitt mit der Gasflamme wieder verflüssigt. Wenn man dies unterläßt, wird der Deckel oder das Glas sehr leicht beschädigt oder zerbrochen. Das Präparat ist jetzt bis auf seine *erklärende Beschriftung* fertiggestellt. Diese soll man nicht, wie es oft beobachtet wird, an das Glas kleben. Besser ist es, die Beschriftung auf dem Deckel des Präparatenglases aufzustellen. Wir nehmen hierzu eine Leiste von etwa 8 mm im Quadrat, welche bis zur Mitte einen schrägen Einschnitt erhält. Ein solcher Schnitt ist notwendig, damit in ihn die auf entsprechend dicke Pappe geklebte Beschriftung eingeschoben werden kann. Die Schrägstellung des Schildes gestattet, bei der Betrachtung zugleich die Beschriftung zu lesen. Der Glasdeckel wird vor dem Verschluß des Präparates auf seiner Oberfläche in der Breite und Länge der Leiste aufgerauht (Abb. 71).

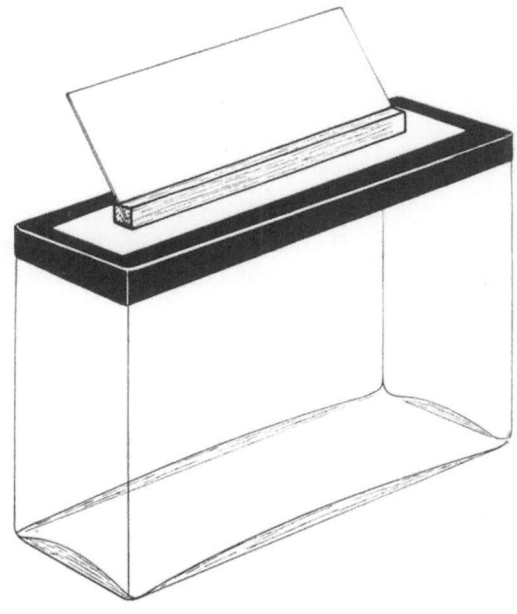

Abb. 73. Auf verschlossenem Präparatenglas montierte Beschriftung.

Die Leiste wird schließlich mit Wasserglas oder Alleskleber (Kövulfix hat sich hierbei besonders gut bewährt) auf den Deckel geklebt, wobei als klebende Zwischenschicht ein Leinenstreifen genommen wird. Gleich gut brauchbar ist ein steifer Brei aus Zinkoxyd und Bernsteinlack. Durch den Zusatz des Bernstein-

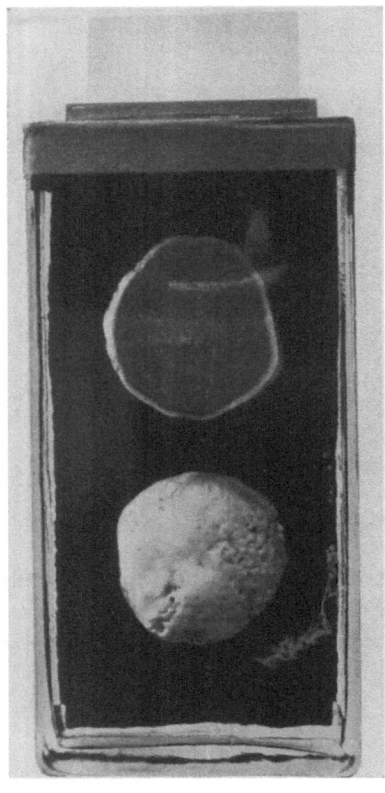

Abb. 74. Fertiges Präparat mit Beschriftung (Zuckergußmilz).

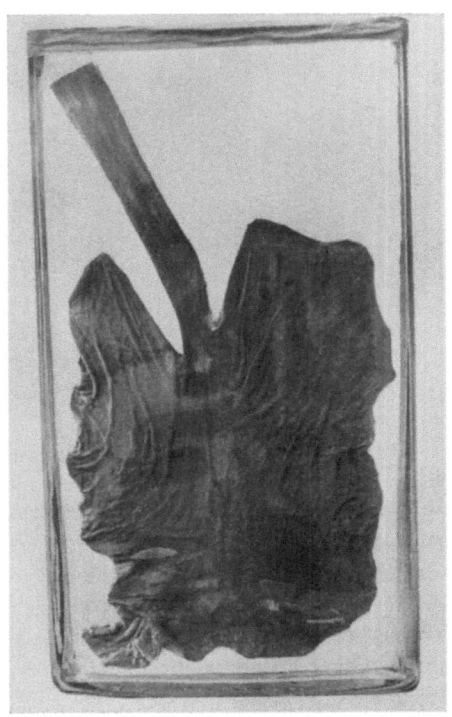

Abb. 75. Fertiges Präparat, Magen mit Laugenverätzung.

lackes läßt sich der Klebgrad regulieren. Nach diesen Prinzipien angefertigte und montierte Präparate sind nach der äußerlichen Säuberung für die Aufnahme in einer Sammlung bereit und werden allen Anforderungen gerecht (Abb. 72—75).

### d) Die Aufstellung gerahmter Präparate nach Koch.

Dieses Verfahren weicht wesentlich von den anderen, bisher beschriebenen und allgemein üblichen ab. Ein großer Nachteil ist, daß nach dieser Methode nur *Organscheiben* aufgestellt werden können. Deswegen kommt diese Art der Aufstellung wohl für die meisten Sammlungen kaum in Frage, da man schwerlich neben den in üblicher Weise in Gläsern oder trockenkonservierten Präparaten in einer Sammlung auch noch gerahmte Objekte aufstellen wird. Es würde dem Bestreben, den Sammlungen möglichst einheitliches Aussehen zu verleihen, zuwiderlaufen, wenn solche unterschiedlichen Aufstellungsmethoden in einer Präparationsgruppe vereinigt wären.

Zweckdienlich ist diese Methode hingegen für klinische Sammlungen, wo kein Wert auf besondere, komplizierte Präparate gelegt wird. Zur Demonstration von organischen Krankheitsbefunden, für die *Flachschnitte* genügen, läßt sich in nachstehend beschriebener Weise eine anschauliche Sammlung herrichten.

Bei der Bearbeitung der Organe geht man zunächst nach bereits bekannten Methoden vor. Die Organe werden in *Kaiserling I* fixiert. Nach der Entnahme aus der Fixierflüssigkeit werden die gewünschten Teile in etwa 1 cm dicke Scheiben zerlegt. Diese gelangen nochmals für einige Stunden in die Fixierungsflüssigkeit. Sodann schneidet man sie ein- oder doppelseitig glatt bis zu einer Stärke von 0,5 cm. Sie werden 24 Std. in fließendem Wasser gespült und kommen darauf in *Kaiserling II*, also 80%igen Alkohol. Nachdem sie hierin ihre natürliche Farbe wiedererlangt haben, überführt man sie schließlich in *Kaiserling III*, womit sie für die Einbettung vorbereitet sind.

Man nimmt den der Größe des Präparates entsprechend vorbereiteten Rahmen, welcher aus 2 cm breiten und ebenso dicken ($2 \times 2$ cm) Holzleisten gefertigt wird, zur Hand und legt in ihn die Frontscheibe ein. An ihre Seite legt man 2 cm breite Papierstreifen ein sowie oben und unten entsprechende Streifen mit der Beschriftung, die mit einem Glasstreifen bedeckt werden. Die Beschriftung muß nach unten liegen. Die Kanten der Platte sowie die Streifen dichtet man jetzt mit Pizein ab. Der Rahmen wird mit der Einbettungsmasse gefüllt. Als Einbettungsmasse wird eine Lösung aus 500 $cm^3$ 3%igem Agar, 45 g konzentriertem Natrium aceticum und 150 g Glycerin verwendet. Diese Lösung wird in den Rahmen gegossen und das Präparat hierin eingebettet. Bei *einseitigen* Präparaten wird nach dem Erstarren der Flüssigkeit die Hinterfläche mit Pizein bestrichen, welches das Präparat plastischer erscheinen läßt. Der Rahmen wird durch eine weitere Glasscheibe, die ebenfalls durch Pizein abgedichtet wird, verschlossen.

Bei *doppelseitig* zu betrachtenden Präparaten wird der Rahmen nur halb gefüllt, das Präparat eingedrückt und nach dem Erstarren der Lösung die Fläche um das Präparat mit Pizein bestrichen. Darauf wird der restliche Teil des Rahmens mit der Lösung ausgegossen und die Rückscheibe eingesetzt.

Sehr wesentlich ist, beim Einbetten der Präparate darauf zu achten, daß sich keine Luftblasen bilden.

Die Präparate sollen ihre Farbe längere Zeit behalten. Sie verlieren diese aber rasch bei Undichtigkeit der Rahmen oder bei Anwendung zu heißer Einbettungsflüssigkeit. Zudem können diese Präparate nur liegend aufbewahrt werden.

### e) Celodal-Präparate.

Zur Einbettung von Organen und Organteilen wird ferner als neuer Kunststoff das Celodal benutzt, dessen Verwendungsbereich aber begrenzt ist, da es z. B. nicht möglich ist, eine ganze Lunge darin einzubetten. Für Hautstücke, Organschnitte usw. ist es dagegen gut geeignet. Vor allem möchte ich das Celodal als recht brauchbar für die Herstellung gerahmter Präparate bezeichnen. Ein sehr wichtiger Umstand jedoch, der viele von der Verwendung dieses Erzeugnisses abhält, ist der hohe Preis. Celodal ist nach seiner Erstarrung eine glasklare Masse. Der Hauptbestandteil für die Konservierung ist Formaldehyd. Das Formaldehyd ist in geringen Mengen frei. Aus diesem Grunde wird man wohl für die Dauer die natürliche Farbe nicht erhalten können.

Celodal ist bei einer Temperatur von 20° C etwa ein Jahr gebrauchsfähig haltbar. Es wird erst durch den Zusatz eines Härters zum Erstarren gebracht und ist dann kaum noch löslich. Müssen jedoch die Organe aus irgendwelchen Gründen wieder herausgenommen werden, so kann dies nach längerem Verweilen in warmem Wasser geschehen.

Das Einbettungsverfahren ist das gleiche, wie wir es schon bei den gerahmten Präparaten behandelt haben. Doch können hier auch Gläser verwandt werden, am besten geschliffene. Größere Organe, die sehr wasserhaltig sind, können nicht oder nur mit Schwierigkeiten eingebettet werden, da sie im Präparat noch Feuchtigkeit abgeben, welche das Celodal jedoch nach seiner Erstarrung nur in geringer Menge aufnehmen kann. Das führt dann zu einer Schrumpfung der Objekte. Zum anderen wird die Celodallösung durch die aus Organen austretende Flüssigkeit mit der Zeit bis zur Undurchsichtigkeit milchig getrübt.

So eignet sich diese Flüssigkeit insbesondere für biologische und zoologische, wasserarme Präparate, wie Blätter, Zweige, Käfer, Larven usw.

### f) Über die Herstellung von holoptischen Thoraxdurchschnitten nach dem Loeschckeschen Verfahren.

Wie es für die normale Anatomie ein besonderes Verfahren für die Herstellung topographischer Präparate gibt, in denen die Lagerung der Muskeln, Nerven, Gefäße und Organe in ihren gebräuchlichen Beziehungen zueinander dargestellt werden, gibt es auch in der pathologischen Anatomie eine sog. topographisch-pathologische Anatomie, die darüber ein Bild verschaffen soll, wie Organe und Gewebesysteme durch krankhafte Veränderungen in ihrer Form abgewandelt werden und wie sich dabei die Lagebeziehungen ändern können. Da auch das kranke Organ (nehmen wir das Herz als Beispiel) durch krankhafte Prozesse, z. B. durch einen Herzklappenfehler, in ganz typischer und immer wiederkehrender Form umgebildet werden kann, so ergibt sich, daß die Wiedergabe gerade solcher Präparate im anatomischen Bilde für den Unterricht von besonderem Wert sein kann. Beruhen doch die diagnostischen Untersuchungsmethoden, wie z. B. bei der Perkussion oder bei der Röntgendurchleuchtung, gerade auf der Feststellung von Organumformungen und Organverlagerungen.

Die nachfolgende Beschreibung soll das Verfahren erläutern, wie man durch eine bestimmte Sektionsmethode, die in der speziellen, hier zu beschreibenden Form von Loeschcke angegeben ist, den Brustkorb in topographische übersichtliche pathologisch-anatomische Schnitte zerlegen kann.

1. Das Verfahren beginnt mit einer Art von Einbalsamierung der Leiche mit einem Formolgemisch, das der ersten Lösung des Pickschen Härtungsverfahrens entspricht (5%ige Formalinlösung mit 5 Gewichtsteilen künstlichen Karlsbader Salzes). Diese Lösung wird mittels eines Irrigators, den man in 1—1,5 m Höhe über der Leiche aufhängt, in eine große Schenkelvene in Richtung auf das Herz eingefüllt. Der Zufluß soll langsam und stetig erfolgen und kann durch Abdrosselung reguliert werden, so daß der Flüssigkeitsstrom etwa wie aus einer Kanüle mit einer Lichtung von der Dicke einer starken Sonde in den Körper einfließt. Ist die eine Schenkelvene, wie sich bei der Füllung vielleicht herausstellt, etwa durch Thrombose verstopft, benutzt man die andere große Schenkelvene oder

Achsel- oder Halsvene. Erfahrungsgemäß leistet die Zuführung der Flüssigkeit durch die Schlagadern nicht dasselbe wie durch die großen Blutadern. Man nimmt zwar eine gewisse Überfüllung des rechten Herzens und der Lunge mit in Kauf, was aber das Gesamtergebnis nicht beeinträchtigt. Die Injektion ist in der Regel beendet oder ausreichend, wenn die Körperhaut allgemein eine gewisse Straffheit durch Formolfüllung erkennen läßt, oder wenn aus Mund und Nase sich schaumige oder blutigschaumige Flüssigkeit zu entleeren beginnt. Die Menge der Flüssigkeit richtet sich natürlich nach der Größe und Beschaffenheit der Leiche und kann bei Erwachsenen bis zu 4—5 Liter betragen. Man kommt aber auch oft mit viel weniger Formalinlösung aus. Ein leichtes Anwärmen der Flüssigkeit ist zweckmäßig. Wenn Blut, mit Formalin gemischt, aus Mund- oder Nasenöffnung austritt, ist es sofort abzuspülen, da es sonst auf der Gesichtshaut fixiert wird und schlecht wieder beseitigt werden kann. Die Härtung ist nach 12—24 Std. sicher erreicht, man kann aber, wenn äußere Umstände es verlangen, den Thorax schon viel früher, unter Umständen schon nach 1 Std., aus der Leiche nehmen und in einem besonderen Gefäß nachhärten lassen.

Wenn die Injektionsflüssigkeit genügend zugeflossen ist, wird die Vene abgebunden. Die Herausnahme des Brustkorbes aus der Leiche geschieht folgendermaßen: Nachdem die äußere Beschreibung der Leiche erfolgt ist, werden die üblichen Sektionsschnitte angelegt, wobei zu vermeiden ist, daß der Brustkorb durch Schnitt vorzeitig eröffnet wird. Man schließt dann zweckmäßig die Sektion der Bauchorgane an, wobei man die Leber, die Milz, den Magen und unter Umständen auch die linke Nebenniere und Niere in situ beläßt, um das Zwerchfell auf alle Fälle zu schonen. Es empfiehlt sich, die Sektion mit Gummihandschuhen zu machen, da sonst das formalinhaltige Blut an den Händen fixiert wird.

2. Nach der Sektion der Bauchorgane wird der Brustkorb ausgeschält. Man beginnt zweckmäßig mit den Halsorganen, die man von der Wirbelsäule löst und über das Brustbein herunterklappt. Die Haut wird rings um den Brustkorb bis nach abwärts unter die Rippenbögen bzw. den unteren Leberrand vollständig losgelöst und die Wirbelsäule zunächst im Halsteil oberhalb der ersten Rippe, etwa zwischen 6. und 7. Halswirbel, im Bereich einer Wirbelscheibe durchtrennt. Die Schlüsselbeine werden am Brustbeinende vorsichtig ausgelöst oder in der Mitte durchsägt. Die Lendenwirbelsäule durchtrennt man unterhalb des unteren Leberrandes, je nach Größe und Stand der Leber, etwa zwischen 3. und 4. Lendenwirbel. Wenn der Brustkorb dann mit der Knochenzange am oberen bzw. am unteren Ende der Wirbelsäule gehalten wird, läßt sich die Ausschälung des Brustkorbes leicht bewerkstelligen. Die Schulterblätter bleiben am Schultergürtel in der Leiche zurück.

3. Die Wiederherrichtung der Leiche geschieht durch Einlegung eines mit Bindfaden oder Holznagel zusammengehaltenen Holzkreuzes (keine Metallnägel oder Draht verwenden, wegen etwaiger Verbrennung). Die Länge des Kreuzes soll der Länge der am Thorax befindlichen Wirbelsäule entsprechen. Die Querleiste des Kreuzes richtet sich nach der Schulterbreite, die vor der Sektion gemessen ist. Im übrigen erfolgt die Wiederherrichtung der Leiche in der üblichen Weise.

4. Nachdem der Thorax in genügend Fixierungsflüssigkeit noch weiter durchgehärtet ist, wird er zur Gewinnung der topographischen Situspräparate wie

folgt zerlegt: Nach Wässerung des Brustkorbes kann, wenn ein Interesse dafür besteht, zunächst noch eine Röntgenaufnahme, unter Umständen in verschiedenen Richtungen, angefertigt werden. Vor dem Zerlegen ist es zu empfehlen, alle überflüssigen Weichteile vom äußeren Brustkorb abzupräparieren. Das gilt besonders für die Brustmuskeln, dann aber auch für die langen Rückenmuskeln. Abgesehen davon, daß der Thorax dadurch äußerlich ein sauberes Ansehen gewinnt, geht das Sägen der Rippen hinterher leichter vor sich, und die großen Rückenmuskeln werden hauptsächlich deshalb entfernt, damit das Gewicht des Brustkorbes verringert wird, und weil die dicke Rückenmuskulatur schlecht durchhärtet.

Vermutet man in den Brusthöhlen oder im Herzbeutel Flüssigkeit, kann man diese unter Umständen durch Punktion entleeren und durch eine 10%ige Gelatinelösung, die etwas reichlicher genommen werden muß, wieder ersetzen. Es ist aber dabei zu bedenken, daß dann der Brustkorb erst nochmals zur endgültigen Erstarrung und Fixierung der Gelatinelösung in Formalin nachgehärtet werden muß. Es ist auch zu bedenken, daß unterkammerte Ergüsse nur unvollkommen wieder ausgefüllt werden können. Man kann deshalb die Gelatinefüllung auch nach der ersten Eröffnung des Brustkorbes durch Frontalschnitt, wenn man eine Übersicht über das Innere der Brusthöhle gewonnen hat, nachträglich noch vornehmen. Selbstverständlich muß die Füllung bei paralleler Lagerung der seitlichen Schnittflächen in horizontaler Stellung erfolgen.

Ehe man die Schnitte anlegt, muß man auf Grund des klinischen Berichtes oder — besser noch — auf Grund einer Durchleuchtung sich darüber klar werden, welche hauptsächlichen topographischen Umlagerungen oder Organumformungen zu erwarten sind. Je gröber die Verlagerung durch Verdrängung oder Schrumpfung, je stärker die Vergrößerung und Umformung der Organe, z. B. des Herzens oder der Körperschlagader, sind, desto eindrucksvoller wird natürlich das topographische Präparat.

5. Es eignen sich deshalb besonders Präparate wie Pneumothorax (Luftbrust, Abb. 76), Serothorax (Abb. 77), Pyothorax, Hämatothorax (serös-eitrige oder blutige Ergüsse); ferner große Aneurysmen der Körperschlagader, Lungengeschwülste (Abb. 78), schwere Herzfehler, Lungenbrand und Lungenabsceß sowie verschiedene Formen der Lungentuberkulose, besonders bei ausgedehnter Kavernenbildung usw.

Die Anfertigung der Schnitte wird folgendermaßen vorgenommen: Bei dem waagerecht auf dem Tisch liegenden Brustkorb, der durch Halten und Unterstützung gut fixiert sein muß (Knochenzange am unteren Ende der Wirbelsäule), wird mittels feinzahniger Blattsäge der Brustkorb parallel zur Tischebene (nicht senkrecht auf die gekrümmten Rippen) nur in den Rippen durchsägt. Man soll möglichst vermeiden, in die Lungen einzusägen. Wie tief man dabei bei der Anlegung des ersten Schnittes, der die vordere Brustwand zum Abnehmen vorbereiten soll, in der Richtung vom Brustbein zur Wirbelsäule die erste Schnittebene ansetzt, bleibt dem einzelnen Falle vorbehalten. Da z. B. bei einem Pneumothorax die Lunge der kranken Seite in der Regel in die hinteren Rippenfurchen zurückgedrängt wird, soll man den Schnitt nicht gleich zu tief legen, damit die nach hinten verlagerte Lunge möglichst zuerst noch nicht getroffen wird. Bei einem Herzfehler andererseits kommt es darauf an, ob man den ersten Schnitt zunächst nur durch das vorn liegende rechte Herz oder gleich bis in das linke Herz legen will. Ebenso ist zu berücksichtigen, ob man z. B. ein nach vorn sich vorwölbendes großes Aortenaneurysma nur einmal oder zweimal im Schnitt zu treffen wünscht. Ähnliche Gesichtspunkte sind z. B. für die Demonstration eines Bronchialkrebses, bei dem man möglichst die Bronchialteilung treffen muß, oder für Lungentuberkulose, wo besonders die hinteren Brustkorbschnitte, die Kavernenhohlräume enthalten, und die Lungenkuppengegend getroffen werden soll, maßgebend.

Hat man die Rippen vorsichtig durchsägt, wobei darauf Rücksicht zu nehmen ist, daß die erste Rippe ihre Sägefläche hinter dem Niveau des oberen Brustbeinendes hat, wird mittels eines großen Gehirnmessers die vordere Brustwand mit den bis zur Sägeebene hinter ihr liegenden Organanteilen abgetrennt. Dazu benutzt man ein besonders großes Gehirnmesser, dessen Blattschneide etwa 43 cm lang und 4 cm breit ist. Das Gehirnmesser wird in den Sägeschnittflächen der ersten beiden Rippen unter dem Brustbein eingeführt und dann durch gleichmäßigen Zug durch die Sägeflächen der folgenden Rippen weitergeleitet. Es ist dabei darauf zu achten, daß die schneidenden Bewegungen in gleichmäßigen, immer abwärts drängenden Zügen durchgeführt werden, damit man eine gleichmäßige, nicht abgesetzte, glatte Schnittfläche erhält. Kommt man rechts bis in Höhe des Zwerchfells, ist darauf zu achten, daß die Leber, die dem Messer zähen Widerstand entgegensetzt, sowohl gegen das schneidende Messer andrückt als auch in ihre natürliche Lage gebracht wird, falls sie an dem herausgenommenen Brustkorb abwärts hängen sollte. Dasselbe gilt für die Milz und unter Umständen auch für den Magen. Wenn der Schnitt ganz durchgeführt ist, nimmt man die vordere Brustwand mit den Organteilen, die abgeschnitten sind, vom Brustkorb fort, legt die an der Brustwand etwa nicht fixierten Organteile an der Innenseite der Brustwand in ihre natürliche Lage und fixiert die Organe in dieser Lage durch möglichst nicht sichtbare Nähte. Auf die Anlage dieser Nähte wird noch hingewiesen.

Der zweite Schnitt des Brustkorbes, dessen topographische Situation man nach Fortnahme der vorderen Brustwand gut übersehen kann, wird, je nachdem, was man demonstrieren will, in verschiedener Tiefe gelegt. Im allgemeinen wird man nicht über Zwei- bis Dreiquerfingerbreite hinausgehen. Es kommt da vor allem darauf an, ob man z. B. die eine oder andere Segel- oder Taschenklappe des Herzens oder einen Bronchialkrebs in der Nähe der Luftröhrenteilung anschaulich machen will. Der zweite Schnitt ist technisch schwieriger, weil der Brustkorb nach Fortnahme der vorderen Brustwand seine Gesamtfestigkeit verloren hat und die Rippen federn. Man macht diesen Schnitt deshalb immer erst nach Anlegen eines starken Glasbügels.

Es werden dazu genügend lange Glasstäbe von 8—10 mm Stärke verwandt. Man muß rechnen, daß man einen Glasstab von mindestens 1,50 m Länge nötig hat. Der Glasstab wird zweckmäßig beim Biegen in der heißen Flamme der Form des Brustkorbschnittpräparates angepaßt, d. h. der Stab soll den Rippen eng anliegen. Nur an der Unterfläche des Präparates wird er in gerader Richtung unter den Rippenbögen und unter der Leber her von einer Seite zur anderen geführt. Es ist darauf zu achten, daß dieser untere Schenkel des Glasbügels mit seinem freien Ende gegen den senkrecht herablaufenden Bügel stößt, was für die Festigkeit des gesamten Bügels nach Anlage der Heftfäden von Bedeutung ist.

Wenn der Bügel in seiner Form fertiggestellt ist, wird er auf den noch weiter aufzuteilenden Brustkorb so aufgelegt, daß er hinter der ersten Sägefläche der Rippen einigermaßen passend anliegt; er darf nicht zu weit sein, damit er nicht zu sehr nach hinten rutscht, und nicht zu eng, damit die Rippen nicht aus ihrer natürlichen Stellung einwärtsgebogen werden. Der Bügel wird folgendermaßen befestigt: Zunächst näht man ihn mit festem Zwirn am oberen Ende der Wirbelsäule fest, und zwar mit einer oder zwei Nahtstellen. Steht nicht genügend derbes Fasciengewebe zum Annähen zur Verfügung, so durchbohrt man die Wirbelsäule vorn oder hinten, je nach Lage des Bügels und Krümmung der Wirbelsäule, bis in den Wirbelsäulenkanal und zieht den Faden durch das Bohrloch. Der Faden knüpft sich leicht und haltbar, wenn man ihn vorher anfeuchtet. Danach werden beiderseits die Rippen unterhalb des Zwerchfells nach Bedarf an ein oder zwei Stellen am Bügel festgebunden. Diese Befestigung genügt aber noch nicht, um die Organe topographisch richtig in ihrer Lage zu halten, wenn das jetzt herauszustellende zweite Präparat durch die zweite Sägefläche vom Brustkorb abgenommen wird. Insbesondere können Lungenstücke, die nicht mit der Brustwand verwachsen sind, durch Auftrieb fortschwimmen oder verlagert werden. Es müssen deshalb Fäden von einer Brustwandseite zur anderen durch das ganze Präparat in Höhe des anliegenden Glasbügels durchgezogen werden. Dazu benutzt man eine etwa $2^1/_2$ cm starke, 38 cm lange, besonders angefertigte Nadel, in die ein die Brustkorbbreite um das Doppelte überragender starker Zwirnsfaden eingefädelt und gleich in doppelter Länge durch den Brustkorb und seine Organe hindurchgeführt wird. Da dieser Faden in dem Schaupräparat weder von der Vorderseite noch von der Rückseite zu sehen sein soll, muß man ihn unter Umständen auch etwas schräg durch den Thorax führen, wobei der Faden überall in Organgewebe verlaufen soll. Man soll ihn z. B. nicht durch die Mitte der Vorhöfe oder Kammern des Herzens hindurchführen, weil er sonst in dem Hohlraum, der von beiden Seiten angeschnitten ist, sichtbar wäre. Es sind deshalb zwei Stellen besonders geeignet: einmal etwa im Bereich des Zwischenfells oberhalb des Herzens, wo nur in den angeschnittenen großen Schlagadern der Faden sichtbar werden könnte; zum anderen kann man die Nadel aber auch noch an diesen Gefäßbahnen geschickt vorbeiführen. Ein zweiter Faden wird durch die Leberkuppe, das Zwerchfell und durch die dicke Muskulatur der linken Kammer gelegt, wobei man den Ventrikelhohlraum zu vermeiden sucht. Da die große Nadel die Lungen leicht, Leber und Herz aber sehr schwer durchdringt, schiebt man sie so durch die Präparate, daß man an dem Fadenende mit einem Holzgriff die Nadel vorstößt. Wenn sie an der anderen Brustkorbseite erscheint, kann man sie mit einer flachen Zange fassen und vollends durchziehen, bis der doppelte Faden beiderseits des Brustkorbes in gehöriger Länge hervorragt. Zu achten ist auf eine exakte Nadelführung. Das Einstechen geschieht in einem Zwischenrippenraum, hart am Glasbügel. Auf der anderen Seite trifft man aber nicht immer auf einen Zwischenrippenraum, sondern zuweilen auf den Rippenknochen. Man muß sich dann durch vorsichtiges Zurückziehen und Wiedervorschieben der Nadel oder durch kleine Verschiebungen der getroffenen Rippe weiterhelfen, bis die Nadelspitze in einem Zwischenrippenraum und auch hier wieder neben dem der Rippe anliegenden Glasbügel zum Vorschein kommt. Es werden dann die Nadeln vom Faden abgeschnitten und der doppelte Faden an der einen Seite des Glasbügels festgeknüpft und danach auf der anderen Seite ebenfalls um den Glasbügel geschlungen und durch federndes Anziehen und Verknoten fixiert. Da, wie vorher erwähnt, der untere Glasbügelschenkel mit seinem freien Ende gegen die an der Thoraxwand herunterlaufende Glasstange stößt, wird diese durch Anziehen der Fäden straff fixiert; der Bügel bekommt so seinen Halt, ohne daß man seine Enden in der Flamme verschmilzt.

Wenn so dieser Glasbügel am Brustkorb dicht unter der ersten Sägefläche der Rippen fixiert ist, kann man den zweiten Schnitt legen. Es empfiehlt sich, den offenen Thorax durch ein glattes Brett oder — noch besser — durch eine stärkere Glasplatte zu bedecken. Danach werden wieder zum Tisch parallel verlaufende Sägeschnitte durch die Rippen gelegt, und zwar, wie schon gesagt, in Zwei- bis Dreiquerfingerabstand oder auch noch tiefer, je nachdem es der Zweck erfordert. Gewisse Schwierigkeiten können dadurch entstehen, daß die obere Brustwirbelsäule stärker nach vorn gekrümmt ist. Es genügt dann nicht allein das Durchsägen der Rippen, sondern man muß vom oberen Ende der Wirbelsäule im Niveau der Sägeschnitte der Rippen von oben her nach unten die Wirbelsäule durchsägen. Meist handelt es sich nur um ein bis zwei Wirbel. Ist die Wirbelsäule stark gekrümmt, kann es sein, daß sich ein leichtes Ansägen der oberen Lungenkuppen nicht vermeiden läßt. In diesem Fall ist es zweckmäßig, die Lungenkuppen schon vorher mit dem Messer in der Schnitt-

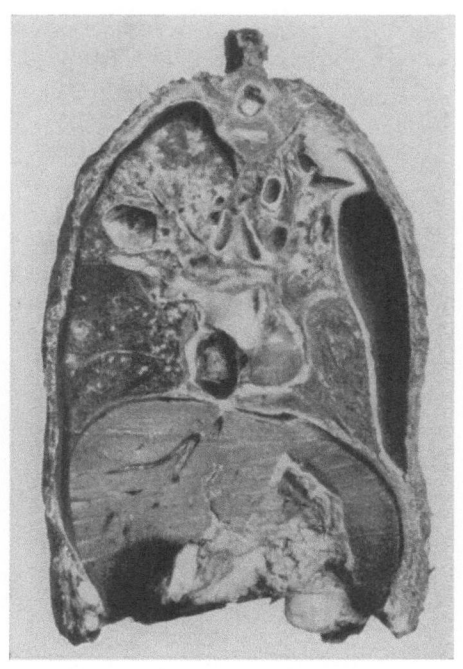

Abb. 76. Lungentuberkulose mit Kavernenbildung, linksseitige künstliche Luftbrust (Pneumothorax).

ebene eine Strecke weit anzuschneiden. Der zweite Schnitt wird dann durch die etwas angesägte Wirbelsäule und durch die Rippensägefläche genau so mit dem großen Gehirnmesser angelegt wie der erste Schnitt. Da das Präparat vorher mit dem Bügel und den durchgezogenen Fäden in seiner Lage fixiert war, läßt es sich nach der Schnittführung vermittels des Bügels leicht abheben. Man bringt es zweckmäßig gleich in das vorbereitete Glas, das provisorisch mit Wasser oder dünner Formalinlösung gefüllt sein soll.

6. Weitere Schnitte erübrigen sich meistens, da man die Hauptveränderungen an dem ersten (vordere Brustwand), an dem zweiten (Mittelstück des Brustkorbes) und an dem restlichen, allerdings meist noch ziemlich voluminösen Präparat des Brustkorbes gut übersehen kann. Außerdem würden beim Anlegen einer noch weiteren Schnittfläche die technischen Schwierigkeiten wegen des Hereinragens der Wirbelsäule in die Schnittebene zu groß werden.

Will man dagegen die ganz rückwärts gelegenen Abschnitte der Lungen oder das Zwerchfell von hinten her sichtbar machen, kann man auf der Rückseite des noch bestehenden Brustkorbabschnittes die Rippen wieder parallel zum Tisch ansägen und von der Wirbelsäule abtrennen. Wenn man dann die Rippen im Verband hier fortnimmt, hat man die hintere Lungenfläche vor sich und kann, wenn nötig, nachträglich auch noch von jeder Lunge einzeln Scheiben mit dem Gehirnmesser bis zur gewünschten Tiefe abtragen. Schließlich gibt es noch eine weitere Möglichkeit, daß man, wiederum erst nach Anbringung eines Glasbügels um das ganze Präparat, die Brustwirbelsäule in mehr oder weniger großer Ausdehnung oben und unten durchmeißelt und vorsichtig herauslöst, um die im Mittelfell verlaufenden Organe, Körperschlagader und Speiseröhre, in ihrem Verlauf und ihren Veränderungen übersehen zu können.

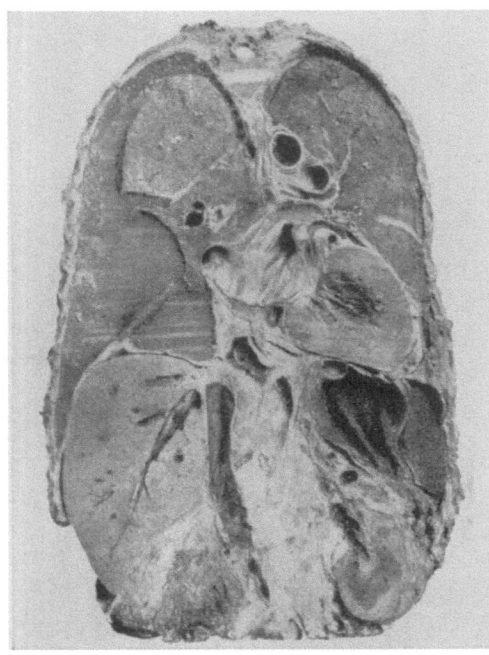

Abb. 77. Stauungserguß im rechten Brustfellraum. Die am Zwerchfell verwachsene Lunge ist im Erguß zusammengedrängt. Der Erguß ist durch Gelatine ersetzt.

Damit ist die Zerlegung des Brustkorbes abgeschlossen, und es ist nur noch über die Weiterbehandlung der so gewonnenen Präparate etwas zu sagen. Da die anatomischen Präparate nicht nur durch Farbe, sondern auch durch Gestalt und Lage wirken, ist es zweckmäßig, aus dem Herzen und größeren Gefäßen die Blutgerinnsel zu entfernen. Das Präparat wirkt viel plastischer, wenn man die Herzhöhlen mit ihren Öffnungen und die Kammern mit ihren Stellmuskeln und Klappen sehen kann, als wenn die Herzhöhlen mit Blut ausgefüllt sind. Auch das Bild der Lunge wird lebhafter, wenn man an Quer- und Längsschnitten Bronchien und Blutgefäße übersehen kann. Das gilt selbstverständlich nicht für solche Fälle, wo der Inhalt von Herz und Gefäßen von besonderer Bedeutung ist, wie z. B. bei Embolien oder bei Vorliegen eines Blutergusses im Herzbeutel.

Die endgültige Aufstellung geschieht, nachdem die Präparate gut gewässert und durch 80—85%igen Alkohol ihre Farben erhalten haben und schließlich in die definitive Aufbewahrungsflüssigkeit überführt sind (900 cm$^3$ dest. Wasser, 540 cm$^3$ Glycerin, 270 cm$^3$ Natrium aceticum puriss.). Entsprechend große Schaugläser müssen rechtzeitig bestellt oder angefertigt sein. Es empfiehlt sich, sie in den nötigen Größen vorrätig zu halten, wobei darauf Rücksicht zu nehmen ist, daß die für das erste und zweite Schnittpräparat bestimmten Gläser nicht zu tief sind, sondern möglichst der Präparatendicke angepaßt werden, damit die großen Schnittpräparate nicht schräg im Glase stehen und beim Transport hin- und herschaukeln können.

7. Für das Präparat mit dem restlichen Thorax, das auch die ganze Wirbelsäule enthält, ist meist ein Glas von beträchtlicher, aber immer dem Präparat angepaßter Tiefe zu wählen.

Die hier wiedergegebene Technik für die Gewinnung holotopischer Situspräparate ist an und für sich nicht schwer. Sie erfordert aber einige Erfahrung, die man selbst sammeln kann. Oberstes Prinzip bleibt, daß man sich immer vor Augen hält, was gezeigt werden soll, daß man danach die Schnittflächen berechnet und mit kleinen Nachhilfen noch herauspräpariert, was für das Verständnis als wesentlich im Schaubilde hervorgehoben werden soll.

Zum Schluß sei noch darauf hingewiesen, daß sich gerade diese Thoraxschnitte, bei denen die wesentlichen Befunde in eine Ebene fallen, besonders gut für die Herstellung von „Diapositiven" eignen. Wie bei jedem anatomischen Präparat kommt es dabei darauf an, die Reflexe der Konservierungsflüssigkeit zu vermeiden. Die Photographie des Präparates im Glase selbst, wenn das Glas eine plangeschliffene Front besitzt, gibt meist etwas weiche und verschwommene Bilder. Man pflegt deshalb die Schnitte in unmittelbarem Anschluß an die Alkoholbehandlung, welche die Farben wieder zum Vorschein bringt, zu photographieren. Man kann nach der Alkoholbehandlung ohne Bedenken das Präparat, nachdem der photographische Apparat vorsorglich eingestellt ist, so

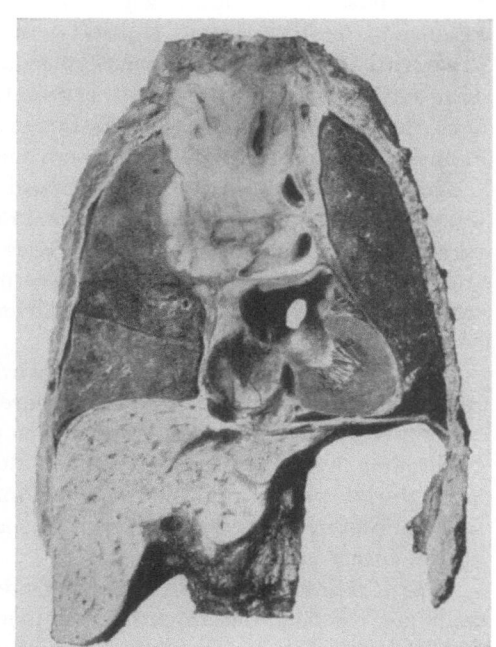

Abb. 78. Bronchialkrebs mit Einwuchern in die Schlüsselbeingrube. Ummauerung der Luftröhre und der Körper- und Lungenschlagader, Einwuchern in die Lungen, Verdrängung des Herzens nach unten.

lange an der Luft trocknen lassen, bis die Schnittfläche keine Glanzlichter mehr zeigt. Wenn dann das Lichtbild genommen ist und das Präparat gleich danach in die endgültige Lösung kommt, sind keine Schäden zu erwarten (Abb. 76—78).

# IV. Die Herstellung von Korrosionspräparaten.

Zur Darstellung des Gefäßsystems und der Hohlräume verschiedener Organe gibt es mehrere geeignete Verfahren, deren Prinzip auf der Füllung mit verhärtenden Massen und darauffolgender Entfernung des umgebenden Gewebes durch Säuren beruht (Korrosion). Andersartige Verfahren sind wegen ihrer Unzulänglichkeit abzulehnen, mit Ausnahme der Methode der Aufhellung von Präparaten. Hierbei ergibt sich sogar ein wesentlicher Vorteil, den man bei den Korrosionspräparaten vermißt, durch die Erhaltung der Topographie durch das zwar aufgehellte, doch noch schemenhaft sichtbare umliegende Gewebe.

Aus der Vielzahl der zur Herstellung korrosionsanatomischer Präparate benutzten Massen möchte ich nur die wesentlichsten herausgreifen und deren Bearbeitung kurz beschreiben. Alle älteren Methoden weisen mehr oder weniger große Schwächen auf, die sich nicht vermeiden lassen. Nur das von SCHUMMER angegebene „Plastoid" entspricht weitgehend den Anforderungen, die an Injektionsmassen zu stellen sind.

*Die HYRTLschen Präparate:* Diese Methode hat ihre Nachteile in der sehr leichten Zerbrechlichkeit der Präparate und darin, daß die Injektion heiß vorzunehmen ist. Vorteilhaft dagegen sind die sehr leichte Färbung sowie die Farbenfreudigkeit der Präparate. Injiziert wird mit einer Wachs-Harzmasse (Mastixfirnis wird auf $3/4$ seines Volumens eingedampft und $1/6$ Jungfernwachs zugesetzt, dann entsprechend gefärbt), wie erwähnt, sowohl nach Erhitzen der Masse als auch des Organes. Nach dem Erstarren Korrosion in konzentrierter und verdünnter Salzsäure. Gründlich wässern und montieren.

*Die Celloidinpräparate:* Celloidin wird in Äther gelöst; Farbstoffe dürfen nur wenig zugesetzt werden, da sonst die Präparate sehr brüchig werden. Die Injektion wird hier kalt vorgenommen. Korrodieren in Salzsäure, gründlich wässern und schließlich aufbewahren in Glycerin-Alkohol. Nachteile: Die Präparate schrumpfen beim Erstarren; sie sind nicht farbenfreudig und müssen feucht aufbewahrt werden.

*Die Celluloidpräparate.* Celluloid wird in Aceton gelöst und gefärbt. Die Injektion erfolgt auf kaltem Wege; mehrere Tage nach der Injektion ergibt sich wegen der Verdunstung des Acetons noch eine gewisse Schrumpfung; für größere Hohlräume kann der Grad derselben durch Beimischung erdiger Substanzen herabgesetzt werden. Korrosion in verdünnter Salzsäure. Nachteile: Schrumpfung bei Erstarrung und verhältnismäßig lange Korrosionsdauer, jedoch geeigneter als die vorher erwähnten Massen.

*Die Kautschukpräparate.* Hierzu finden verschiedene Kautschukarten Verwendung, die nach der Injektion, die jedoch nur für eine begrenzte Anzahl von Objekten möglich ist (besonders voluminöse), im Vulkanisator zum Erstarren gebracht werden. Die Kautschukmasse schrumpft zwar nicht, doch liegt ihr Nachteil in der stark begrenzten Anwendungsmöglichkeit.

*Die Metallpräparate.* Es ist dies eine der ältesten und am häufigsten angewandten Methoden, die aber nur einfarbige Darstellung zuläßt. Die Organe sind vor Injektion der Legierung mit 10%igem Formalin vorzuinjizieren, um den Hohlraumwandungen dem Metall gegenüber eine genügende Festigkeit durch Fixierung zu geben (spezifisches Gewicht der Legierung etwa 10). Einige Stunden nach der Vorinjektion werden die Organe in Wasser von 80° C erwärmt und die Legierung, deren Schmelzpunkt bei etwa 70° C liegt, im Wasserbad geschmolzen. Die Injektion des heißen Metalles wird im erwärmten Wasser durchgeführt. Danach bleiben die Organe noch einige Zeit an den abgebundenen Injektionsstellen im erhitzten Wasser zur gründlichen Verteilung der Legierung hängen. Dann gründliches Abkühlen in kaltem Wasser, wobei die Legierung erstarrt. Korrodieren in 20%iger Kalilauge, die zur Beschleunigung des Korrosionsvorganges vorsichtig bis auf 40° C erwärmt werden kann. Wie bei allen Verfahren erfolgt dann ein gründliches Abspülen der Präparate. Dauerpräparate können zum Schutz gegen Oxydation galvanisch versilbert oder einfach lackiert werden.

Die vorstehend aufgeführten Methoden haben gezeigt, daß sie mehr oder weniger starke Schwächen aufweisen, die den Anforderungen, die an ein dauerhaftes, naturgetreues, farbenfreudiges Korrosionspräparat gestellt werden, nicht ganz genügen. Oft ist versucht worden, diese Methoden von ihren Mängeln zu befreien bzw. neue brauchbare Massen zu finden, doch sind diese Versuche größtenteils fehlgeschlagen. Lediglich Schummer fand in dem Kunststoff „Plastoid" ein Mittel, welches den Anforderungen weitgehend gerecht wird und somit für die Korrosionsanatomie einen erheblichen Fortschritt bedeutet. Es ist wohl seit Hyrtl die bedeutsamste Neuerung auf diesem Gebiet. Selbst dem weniger Gewandten ist hier ein Mittel in die Hand gegeben, mit dem er nach einigen Versuchen in der Lage sein wird, brauchbare, dauerhafte Präparate zu gewinnen. Nachstehend einige kurze Angaben über Material und Methode des Schummerschen Verfahrens[1].

*Die Plastoidpräparate.* Das Plastoid ist ein Kunststoff, der nur von der Firma *Röhm & Haas AG., Chemische Fabrik, Darmstadt,* geliefert wird und in allen gebräuchlichen Farben erhältlich ist. Die Masse stellt eine polymerisierbare *Phenyl*verbindung dar, deren spezifisches Gewicht in monomerem Zustand (Lieferungsflüssigkeit) 0,946 beträgt. Da zum Zwecke der Injektion die Masse noch entsprechend eingedickt werden muß und deren spezifisches Gewicht in polymerisiertem Zustand 1,18 beträgt, ist die Schrumpfung beim Erhärten nur eine sehr geringe. Säuren, Laugen sowie mechanischen Einflüssen gegenüber ist das Material absolut widerstandsfähig und selbst im dünnen Ausguß hinreichend haltbar. Ein weiterer Vorteil, welcher wesentlich für die Reinigung der zur Injektion benötigten Instrumente ist, liegt in der leichten Lösbarkeit der Masse in Aceton, Benzol, Chloroform usw. Um der Masse die für die Injektion nötige Viskosität zu geben, wird sie durch Zusatz des mitgelieferten Katalysators im Ölbad in einem in der Gebrauchsanweisung angegebenen Verhältnis auf 130 bis 140° C erhitzt. Nach Erreichen des gewünschten Eindickungsgrades (meist honigartig) ist rasch abzukühlen, um weiteres Eindicken zu vermeiden. Das Plastoid ist in nicht eingedicktem Zustand (Lieferungsflüssigkeit), in braunen Flaschen dunkel und kühl aufbewahrt, über mehrere Monate haltbar. Es läßt sich zudem, falls es visköser wird, durch Zusatz von flüssigem Plastoid wieder in gewünschter Art herrichten. So wird ein unnötiger Verlust an Material vermieden, zumal die bei der Injektion sich ergebenden Rückstände später wieder verwendet werden können.

Die vorbereitete Masse wird in die kalten Organe in üblicher Weise injiziert und, da die Injektionsmasse hierbei nicht erstarrt, bedarf es nicht so besonderer Eile wie bei anderen Methoden. Wie bei allen Injektionen läßt sich auch hier der Zeitpunkt der Beendigung der Injektion sehr schlecht bestimmen. Hinreichende Übung und Erfahrung weisen hier den besten Weg. Lediglich das Anstechen entfernter Stellen mit einer feinen Nadel kann als Hilfsmittel angewandt werden. Bei Austreten der Masse aus diesen Stellen ist die Injektion als beendet anzusehen. Bei zu früher Beendigung der Injektion werden die Hohlräume unvollkommen gefüllt, und bei zu später läuft man Gefahr, daß die Masse in andere Gebiete übertritt. Zur Erhärtung der Masse werden die Organe in auf 35° C

---

[1] Schummer, A.: Ein neues Mittel (Plastoid) und Verfahren zur Herstellung korrosionsanatomischer Präparate. Anat. Anz. **81**, 177 (1935).

erwärmtes Wasser unter Zusatz von etwas Formalin (2—3%ig) gebracht, wobei die Temperatur nach einiger Zeit auf 45° C gesteigert wird. Hierin verbleiben die Präparate bis zu ihrer völligen Erstarrung (etwa 24 Std.). Diesem Arbeitsgang folgt die Korrosion der Präparate in 25%iger Kalilauge, für Knochenpräparate in Salzsäure. Etwa 24—36 Std. nach Beendigung der Korrosion werden von den entnommenen Präparaten die restlichen anhaftenden verseiften Weichteilreste abgespült und dann in fließendem Wasser gründlich gewässert. Evtl. auftretende weißliche Stellen an den Präparaten lassen sich durch Bestreichen mit dem verdünnten Plastoid leicht beseitigen. Die so gewonnenen Präparate bedürfen keiner weiteren Nachbehandlung und können entsprechend montiert werden.

Alle Hohlräume, Arterien, Venen, Bronchien, Hirnventrikel, Gehörlabyrinthe usw., lassen sich gut zur Darstellung bringen. Das Korrosionspräparat wird im makroskopischen und anatomischen Unterricht immer unentbehrlich sein, da es durch seine klaren Formen die inneren Zusammenhänge und den feinen Bau der menschlichen Organe eindeutig zur Anschauung bringt.

## V. Aufhellungspräparate.

Die größte Schwierigkeit, einwandfreie Ausstellungspräparate herzustellen, ist dadurch bedingt, daß sich für die Technik keine allgemeinen Richtlinien geben lassen; die in diesem Verfahren zur Anwendung kommenden Lösungen und Chemikalien müssen — je nach Art des zu behandelnden Objektes — oftmals mehr oder weniger stark variiert werden. Das gleiche gilt für Konzentration und Einwirkungsdauer gleichartiger Lösungen auf verschiedene Organe. Unter Umständen vermögen sogar Lösungen, mit denen bei einem bestimmten Organ schon gute Resultate erzielt worden sind, dies bei einem anderen gleichen Präparat nicht. Dieses Mißgeschick ereilt nicht nur den weniger Geübten, sondern in gleicher Weise auch den Erfahrenen. Zurückzuführen ist dieser mißliche Umstand auf Art, Beschaffenheit, Alter, Konsistenz und andere bekannte und unbekannte Eigenschaften der Objekte. Selbst SPALTEHOLZ und LUNDVALL, die sich bei der Ausarbeitung entsprechender Verfahren besonders verdient gemacht haben, weichen in der Behandlung der Präparate sowie in der Wahl ihrer Lösungen oft grundlegend voneinander ab. Jeder, der mit Aufhellungstechnik gearbeitet hat, wird zu dem Ergebnis gekommen sein, daß verschiedene der angegebenen Zusammensetzungen oft ganz beträchtlich abgewandelt werden müssen, um die Präparate wunschgemäß zu erhalten. Wie in anderen Verfahren gelegentlich, so ist es hier besonders häufig, daß die mitgeteilten Methoden von anderer Seite abgelehnt werden, obwohl es anderen mit eben diesen Methoden gelingt, brauchbare Präparate herzustellen. Eine Stellungnahme zu den einzelnen Methoden, ob nur getrennt oder kombiniert angewandt, ist hier nicht erforderlich, da allen bisherigen Verfahren doch noch gewisse Mängel anhaften und eigene Versuche zur Verbesserung der Technik noch nicht abgeschlossen sind. Die nachstehend angegebenen Methoden sind wohl die z. Z. brauchbarsten und entstammen im wesentlichen den Angaben von SPALTEHOLZ und LUNDVALL. Die damit erzielten Präparate sind äußerst brauchbar und durchaus Korrosionspräparaten vorzuziehen, da bei ihnen die topographischen Beziehungen erhalten bleiben und hierdurch wesentlich an Übersicht und Anschaulichkeit gewonnen wird. Zur Zeit lassen sich nur Hohlräume, insbesondere Gefäße mit ihren feinsten Verästelungen, zur Darstellung bringen. Diese können jedoch bei Anwendung einer entsprechenden Injektionsmasse verschiedenfarbig injiziert werden. Knochen und Knorpel können nach Färbung im Totalpräparat sichtbar gemacht werden, was besondere Bedeutung für das Studium der Ossifikationsvorgänge bei Feten und Embryonen hat. Diese Möglichkeiten kombiniert anzuwenden, bleibt aber dem Erfahrenen vorbehalten, da hierbei größere Schwierigkeiten auftreten. Das Verfahren ist im übrigen — je nach der Zusammensetzung der einzelnen Lösungen — sehr kostspielig und zudem zeitraubend, ferner lassen sich leider nur kleine Objekte bearbeiten; je größer das Organ, um so weniger befriedigend ist im allgemeinen das Ergebnis. Ob dieses auf das längere Einwirken bestimmter Lösungen oder auf andere Umstände zurückzuführen ist, kann nicht mit Sicherheit gesagt werden.

Als *Fixierungsflüssigkeit* verwendet man am besten Lösungen, welche das Organ nicht färben, da sich dies später nachteilig bei der Aufhellung auswirken würde. Das Nächstliegende wäre das bekannte und bewährte Fixierungsmittel Formalin. Zur Fixierung solcher Objekte, bei denen von einer Knochenfärbung abgesehen wird, kann es in seiner üblichen Form angewandt werden. Für Organe, die zu färben sind, muß jedoch Formalin neutralisiert werden, da es in seiner gebräuchlichen Form etwas Ameisensäure enthält, welche die Knochen entkalkt; es ergeben sich verschiedene Bilder durch die in das umgebende Gewebe sich ablagernden gelösten Salze, welche mitgefärbt werden und so die Aufhellung empfindlich stören. Man nimmt 10 Teile Formalin und 90 Teile 95%igen Alkohol als Gemisch unter Zusatz eines Alkali (kein Ammoniak) oder eine Oxalsäurelösung (etwa 30%ige Lösung von Oxalsäure in 95%igem Alkohol, 10—20 cm$^3$, und 10 cm$^3$ Formalin + Alkohol, 95%ig, 70—80 cm$^3$); beide Gemische lassen sich gleich gut für beide Methoden verwenden. Nach gründlicher Fixierung sind die Objekte ihrer Größe entsprechend zu wässern, wonach sie zum Bleichen in Wasserstoffsuperoxyd übertragen werden, das je nach Art und Beschaffenheit des betreffenden Organes entsprechend konzentriert wird [um eine stärkere Maceration zeitig fixierende und bleichende Lösung Perhydrol (3 cm$^3$), Wasser (90 cm$^3$) und Formalin (10 cm$^3$) einzulegen]. Zur Beschleunigung des Arbeitsganges kann die Lösung — die des öfteren zu erneuern ist — bis auf 40° C erwärmt werden. In der steigenden Alkoholreihe wird dann entwässert und unmittelbar oder über Benzolalkohol in reines Benzol umgelegt. Nach wiederholter Erneuerung des Benzols (wenigstens 3mal) gelangen die Präparate in die *Aufhellungslösung*, welche zugleich auch als *Aufbewahrungsflüssigkeit* verwendet wird. Ihre Zusammensetzung richtet sich nach dem Brechungsindex des jeweiligen Organes und soll diesem weitgehend angepaßt sein. Wie erwähnt, sind hier die zur Anwendung kommenden Reagentien besonders unterschiedlich und mannigfaltig, so daß die richtige Zusammensetzung den Gegebenheiten angepaßt werden muß, was nicht immer sofort gelingen wird. So wird in der Regel die Lösung nochmals gewechselt bzw. deren Konzentration geändert. SPALTEHOLZ gibt als Lösung zur Aufhellung erwachsener Knochen folgende Zusammensetzung an:

        5 Gewichtsteile Wintergrün
        3 Teile Benzylbenzoat

oder:

        3 Teile Wintergrün
        1 Teil Isosafrol.

Für größere menschliche Embryonen bzw. entsprechende andere Präparate:

        2 Teile Wintergrün
        1 Teil Benzylbenzoat

oder:

        10 Teile Wintergrün
        5 Teile Isosafrol

für kleinere:

        3 Teile Wintergrün
        1 Teil Benzylbenzoat

oder:

        27 Teile Wintergrün
        5 Teile Isosafrol

für kleinste:

        5 Teile Wintergrün
        1 Teil Benzylbenzoat

oder:

        9 Teile Wintergrün
        1 Teil Isosafrol.

LUNDVALL verwendet zur Aufhellung und Aufbewahrung eine Lösung aus:

        1 Teil Schwefelkohlenstoff
        4 Teilen Benzol.

Die Gefäße müssen hermetisch verschlossen werden, wobei die zwischen Deckel und Flüssigkeit stehende Luft durch Kohlensäure ersetzt werden soll, was besonders für LUNDVALLsche Flüssigkeit zutrifft. Von den anderen zur Anwendung kommenden Lösungen seien noch erwähnt: Tetralin und Naphthalin als Gemisch, wobei der Gehalt an Naphthalin den Brechungsindex bestimmt (DRAHN); oder Xylol-Naphthalin (JETNIK) oder eine Mischung von Anisöl, Naphthalin und Paraffinum liquidum oder schließlich Naphthalin in Benzol (LUNDVALL). Daß die Objekte, bevor sie zur Behandlung gelangen, enthaart bzw. entschuppt werden müssen, ist wohl selbstverständlich. Knochen, die der Übersicht der Präparate hinderlich sind, müssen vorher entkalkt werden. Ebenso ist eine Injektion der Hohlräume (Gefäße usw.), falls dies erforderlich wird, in den Arbeitsgang mit einzuschalten. Als spezielles Verfahren zur *Aufhellung von kleinen Embryonen* wendet O. SCHULZE folgende Methode an: Fixieren in Alkohol, der des öfteren gewechselt wird (die Objekte schrumpfen oft erheblich, sollen aber im weiteren Arbeitsgang ihre alte Form wiedererhalten). Aus dem Alkohol wird in ebenfalls zu wechselnde 3%ige Kalilauge übertragen. Hierin verbleiben sie bis zur genügenden Aufhellung, um abschließend in die aus Glycerin-Formalin (25 Teile Glycerin purissimum + 75 Teile Aqua dest. und 0,5% Formalin, welches erst nach einigen Tagen zugesetzt wird) bestehende Lösung gebracht zu werden. Bei anfänglicher Trübung der Lösung ist diese zu erneuern.

Die Herstellung von Aufhellungspräparaten zum Studium der *Ossifikationsvorgänge* bezieht sich auf die Präparation von Feten und Embryonen. Dabei werden durch Knorpel- und Knochenfärbung im Totalpräparat mit anschließendem Entfärben des zunächst gefärbten umliegenden Gewebes und abschließendem Aufhellen die betreffenden Vorgänge sichtbar gemacht. Hierfür sind im wesentlichen die gleichen Angaben wie oben zutreffend, nur daß der Arbeitsgang der Färbung und Entfärbung in die Methode mit eingeschaltet wird. Solche *Aufhellungspräparate bei Knochenfärbung* werden folgendermaßen hergestellt:

Nach gründlicher Fixierung in neutralem Formalin bzw. in der erwähnten Oxalsäurelösung werden die Objekte auf etwa 48 Std. in 95%igen Alkohol übertragen und nach der Entnahme gefärbt. Das in der Fixierungsflüssigkeit nicht völlig entfärbte Material wird vor dem Übertragen in Alkohol mit Wasserstoffsuperoxyd bzw. bei sehr pigmentreichen Objekten in der Perhydrollösung entsprechend nachgebleicht. Zur Färbung werden verschiedene Farblösungen mit wechselnden Erfolgen angewandt. Die am meisten gebräuchlichen sind folgende:

*Färbung mit der Alizarinmethode* (LUNDVALL): Das Präparat wird in eine neutrale Alizarin-Alkohollösung [90 cm³ 95%iger Alkohol + 5 cm³ einer gesättigten Lösung von Alicarinum crystallisatum (GRÜBLER)] auf etwa 24—48 Std., der Größe der Objekte entsprechend, eingelegt und darauf zur Entfärbung der mitgefärbten umliegenden Weichteile in reinen bzw. schwach sauren, 95%igen Alkohol oder aber in eine schwache Ammoniaklösung (evtl. Wasserstoffsuperoxyd-Ammoniak) gebracht. Nach genügender Entfärbung des Gewebes erfolgt nötigenfalls Nachfixierung in 10%igem Formalin, wonach gründlich gewässert wird. Die weitere Behandlung des Materials an sich, wie oben erwähnt, durch Entwässern in steigendem Alkohol mit folgendem langsamem Übertragen durch die Benzolreihe in die Endlösung. Die Knochen und alle kalkhaltigen Teile werden mit dieser Methode rotgefärbt.

*Alizarinfärbung* (SPALTEHOLZ): Objekte nach Fixieren in neutralem Formalin in neutralem Wasserstoff bleichen, gründlich wässern und allmählich überführen in Alkohol, Färbung in folgender Lösung (A.): 10 cm³ einer etwa halbgesättigten Alizarinlösung (0,5 g Alicarinum crystallisatum gelöst in 600 cm³ absolutem Alkohol), 300 cm³ absoluter Alkohol + 50 Tropfen (etwa 1,25 cm³) Eisessig. Diese Lösung kann auch noch mit einer anderen Lösung (B) gemischt angewandt werden (Lösung B: 0,5 g Alicarinum cyanatum in 400 cm³ absolutem Alkohol gelöst; davon nimmt man 1 cm³ und setzt 39 cm³ absoluten Alkohol sowie 5 Tropfen Eisessig hinzu). Die Färbung der Objekte nimmt in dieser Lösung mehrere Tage bis Wochen in Anspruch. Entfärben in absolutem Alkohol, der einige Male zu wechseln ist. Weiterbehandlung wie oben.

*Resorcinfuchsinfärbung* (MEYER): Um der Farblösung die Eigenschaft zur Färbung von Weichteilen zu nehmen, wird der gewonnene Niederschlag durch vorsichtiges Auswaschen mit destilliertem Wasser auf dem Filter entfernt. Der Niederschlag wird in Salzsäurealkohol gelöst. Nach Durchführung der Färbung, welche mehrere Tage benötigt, Entfärben in 70%igem Alkohol.

*Carminfärbung* (MEYER): Farblösung aus 1 g Borax, in 100 cm³ 35%igem Alkohol gelöst, und soviel einer 3%igen Carminsäure, in 90%igem Alkohol gelöst, hinzugesetzt, bis die Lösung hellviolett ist. Entfärben wieder in 70%igem Alkohol.

*Knorpelfärbung* (LUNDVALL): Nach der Fixierung und anschließendem Übertragen auf etwa 48 Std. in 95%igem Alkohol Färben in $^1/_4$%iger Toluidinblaulösung (0,25 g Toluidinblau in 100 cm³ 70%igem Alkohol, der 0,5 cm³ Salzsäure enthält, gelöst und dann noch 0,5 cm³ Salzsäure zugefügt, dieses nach etwa 24 Std. filtriert). Die Färbung nimmt geraume Zeit in Anspruch; doch läßt sich das Verfahren erheblich dadurch abkürzen, daß die Färbung im Thermostaten bei 40° C vorgenommen wird. Entfärbung erfolgt dann in Salzsäurespiritus (0,25 cm³ Salzsäure + 100 cm³ 70%igen Alkohol), was sich bei 40° C beschleunigt abspielt. Danach für einige Tage Auswaschen in 95%igem Alkohol, der oft gewechselt wird, mit anschließender Weiterbehandlung durch Entwässern in steigendem Alkohol und Benzol und schließlich Einlegen in die Endlösung. Anstatt Toluidinblau läßt sich auch eine Methylgrünlösung verwenden (1 g Methylgrün, in 100 cm³ 70%igem Alkohol gelöst, + 5 cm³ Eisessig). Differenzieren in 96%igem Alkohol.

*Färbung von Knorpel und Knochen* (LUNDVALL): Behandlung der Präparate, wie beschrieben. Zur Färbung mischt man 1 Teil Lösung I (0,1 g Toluidinblau, in 100 cm³ 95%igem Alkohol gelöst) mit 4 Teilen von Lösung II (gesättigte Lösung von Alicarinum crystallisatum in 95%igem Alkohol, 10 cm³ + 90 cm³ 1%iger Essigsäure in 70%igem Alkohol): dazu gibt man 5 Teile 1%ige Essigsäure in 70%igen Alkohol, worin mehrere Tage bei 40° C gefärbt und in schwach saurem Wasser und 70%igem Alkohol abwechselnd entfärbt wird. Dann Weiterbehandlung wie oben.

## 1. Injektionsmassen.

1. Injiziert man feinere Gefäßverzweigungen oder Ausführungsgänge von Drüsen u. a., so kann man folgende Masse verwenden:

| | |
|---|---|
| Bariumcarbonat | 130 g |
| Leinöl, dick | 7 g |
| Leinöl, dünn | 8 g |
| Chromgelb oder Zinnober oder Ultramarin | 10 g |

2. Für feinste Injektionen von Arterien und Venen verwendet SPALTEHOLZ für seine Aufstellungspräparate folgende Leimmassen:

1 Gewichtsteil feinsten Zinnober und
2 Gewichtsteile 15—25%iger Leimlösung

(z. B. für 20%ige Leimlösung: 333 g Zinnober, 133 g feinste sog. französische Gelatine, 535 g Aqua dest.), bei welcher der Prozentgehalt der Leimlösung für verschiedene Tiergattungen und Organe nach der Weite der Capillaren etwas variiert werden muß. Der Zinnober wird in die auf dem Wasserbad flüssiggemachte Leimlösung unter Umrühren eingetragen, dann wird die Masse heiß durch dünnen Flanell gepreßt. Zur Konservierung setzt man auf Vorschlag von HOYER (Biol. Zentralblatt 2, 1882) der fertigen flüssigen Masse 2% Chloralhydrat in Substanz zu. Die Masse dringt in die feinsten Gefäße ein, füllt aber, wenn man nur die richtige Konsistenz gewählt hat, nicht die Capillaren. Nicht ganz so weit verbreitet sich eine Masse aus:

1 Gewichtsteil feinsten Chromgelbs und
2 Gewichtsteilen 10—20%iger Leimlösung,

für deren Herstellung die gleichen Vorschriften gelten, wie sie eben für die Zinnobermasse gegeben sind.

Noch etwas weniger weit dringen die Massen aus

3 Gewichtsteilen Ultramarin und
10 Gewichtsteilen 10%iger Leimlösung

oder aus

1 Gewichtsteil gutem Kobaltblau und
6 Gewichtsteilen 15%iger Leimlösung,

für deren Zubereitung das oben erwähnte Durchpressen durch Flanell wegfällt.

3. **Kleistermasse nach PANSCH-SPANNER:** 200 g Mehl werden mit 60 g Kaolin und 410 g Deckweiß gut vermengt (man kann auch andere Farben verwenden). Zu dieser Mischung rührt man langsam 425 cm³ einer lauwarmen 5%igen Gelatinelösung (mit Thymolzusatz). Die sirupartige Lösung wird durch ein Haarsieb gerührt. Vor dem jeweiligen Gebrauch wird sie in einem Wasserbad bei 45° C geschmolzen und vor dem Eingießen in die Spritze aufgerührt. Die Injektionsmasse ist gut verschlossen und kühl aufzubewahren.

4. **Elastische Injektionsmassen.** Ein Nachteil der TEICHMANNschen Injektionsmasse ist der, daß die mit ihr injizierten Gefäße ziemlich starr und brüchig sind, was sich besonders bei Vorweisungspräparaten oft unangenehm bemerkbar macht. Deshalb hat man versucht, die TEICHMANNsche Masse durch elastische Massen zu ersetzen.

a) **Elastische Injektionsmasse nach PERNKOPF:** Dieser benutzte zunächst den im Handel käuflichen, roten „*dental rubber AE*", der, in Äther aufgelöst, eine reine homogene Mischung gibt. Der hohe Preis dieser Masse veranlaßte ihn, weitere Mischungen des Kautschuks auszuprobieren. Am besten bewährte sich der Paragummi (*Parahardcure* aus Hevea-Pflanzen). Gewöhnlicher Paragummi kann nicht verwendet werden, er muß vielmehr erst einem besonderen Walzverfahren unterworfen, d. h. mastiziert werden. Durch dieses Verfahren werden das Gefüge und der Zusammenhalt der Kautschukteilchen und deren Konstitution anscheinend so geändert, daß er wesentlich leichter das Lösungsmittel aufnimmt, als Lösung weniger Äther benötigt, daher auch aus diesem Grunde rascher fest wird, sich vor allem aber auch gleichmäßig mit mineralischen Bestandteilen in der Lösung vermischen läßt. Werden die mineralischen Bestandteile schon während der Mastizierung dem Kautschuk eingewalzt, so kann man sicher sein, bei der nachfolgenden Auflösung des Kautschuks eine gleichmäßige homogene Mischung zu erhalten. Die Mastizierung selbst muß natürlich in einer Fabrik geschehen, wo geeignete Walzwerke (Kalander) zur Verfügung stehen. Die Zusammensetzung der Masse (I) ist am besten folgendermaßen zu wählen: 15% Zinkweiß, 5% feinpulverisierter ventilierter Schwefel und etwa 15—20% Farbstoff (Zinnober, Ultramarin oder Chromgelb). Vorteilhaft ist noch ein Zusatz von 0,5% Stearinsäure, um den Kautschuk geschmeidiger zu machen. Die Wirkung der Mastizierung hält aber nicht längere Zeit an, es empfiehlt sich daher, möglichst bald (spätestens 24 Std. nach der Mastizierung) den mastizierten, mit Farbstoff gemischten Kautschuk, der in gewalzten Platten geliefert wird, in reinem Äther (evtl. Äther pro narcosi) aufzulösen und den aufgelösten Kautschuk in gut verschlossenen Gläsern entsprechend dünnflüssig bereitzuhalten. Man ist dann in der Lage, den Kautschuk jederzeit zur Injektion benutzen zu können, und kann evtl., wenn die Farbtönung nicht gerade die richtige ist, geringe Mengen von Farbstoff beim Verrühren in der Reibschale zusetzen. Für gröbere Injektionen empfiehlt PERNKOPF die Masse II: etwa 20% Zinkweiß, 30—40% Farbstoff, 5% Schwefel, 1% Stearin.

Wesentlich einfacher herzustellen sind folgende elastischen Injektionsmassen:

b) **Nach BURT:** Dieser benutzte als erster den Milchsaft (Latex) der Hefea brasiliensis, der durch Zusatz von Ammoniak flüssig bleibt, durch Einwirkung organischer Säuren, wie z. B. Essigsäure, Ameisensäure u. a., fest wird, zur Herstellung einer elastischen Injektionsmasse.

BURT gibt drei verschieden gefärbte Massen, von denen „die brauchbarste" folgende ist: 2 g Carmin, 5 cm³ Ammoniak, 5 cm³ Wasser. Das Carmin wird zunächst in einem Mörser zu einem feinen Pulver verarbeitet, dann Wasser und Ammoniak hinzugefügt. Umrühren, bis eine dunkle, aber klare Lösung entstanden ist. Von dieser Carminlösung kommt dann 1 cm³ auf je 30 cm³ Latex. Durch Einlegen des injizierten Präparates in verdünnte Essigsäure wird die Injektionsmasse fest.

c) Nach NEUMEYER: Als sehr gute Injektionsmasse für makro- wie mikroskopische Injektionen von Gefäßen und Hohlräumen des Körpers erweisen sich zwei in Deutschland unter dem Namen „*Revertex*" und „*Jatex*" in den Handel gebrachte Kautschukpräparate. Es ist der durch chemische Präparation nach der Gewinnung flüssig erhaltene Milchsaft des Kautschukbaumes Hefea brasiliensis. Das frischbezogene Präparat hat milchweiße Farbe und die Konsistenz eines dünnflüssigen Sirups, der sich in gutverschlossenem, vor Licht geschütztem Gefäß jahrelang hält, aber offen an der Luft und im Licht stehend allmählich verliert und sich gelblich färbt; wird die Masse z. B. auf einer Glasplatte ausgestrichen, so nimmt sie in kurzer Zeit die charakteristischen Eigenschaften des festen, elastischen Gummis an. Dieser Eindickungsprozeß kann durch Behandlung mit Säuren, Alkohol usw. beschleunigt und durch Zusatz von z. B. verdünnter wässriger Ammoniaklösung (3—10%ige Lösung), Glycerin oder Aqua dest. das Präparat dünnflüssiger gemacht werden, ein Umstand, der bei der Injektion feiner Blutgefäße zu berücksichtigen ist.

Bei der Mischung des *Revertex* mit Farbstoffen, z. B. Zinnober, verfährt man am besten so, daß man die für die Injektion bestimmte Qualität *Revertex* oder *Jatex* in eine Reibeschale bringt und dem Gummipräparat unter langsamem Umrühren mit dem Pistill die notwendige Menge Farbstoff zusetzt. Es ist zu rasches Umrühren oder Schlagen der Masse zu vermeiden, da sich in diesem Falle leicht zahlreiche feinste Luftbläschen entwickeln, die schwer aus der Masse entweichen oder zu entfernen sind und, in die Gefäße injiziert, der Injektionsmasse eine unebene Oberfläche und bei stärkerer Ausbildung eine schwammige Konsistenz verleihen, wodurch die Festigkeit des injizierten Gefäßes und die Gleichmäßigkeit des Gummistranges nach dem Erhärten leiden.

Für die Injektion feinster Gefäße empfiehlt es sich, zuerst eine mit destilliertem Wasser, Glycerin oder Ammoniakwasser (3—5%) verdünnte Quantität des Präparates zu injizieren, der man dann das unverdünnte Präparat nachschickt. Wichtig ist, daß bei evtl. auftretenden Gefäßzerreißungen und damit entstehenden Extravasaten die lädierte Stelle sofort verschlossen werden kann, wenn man die dort heraustretende Gummimasse mit angesäuertem Wasser, Alkohol oder Formaldehyd benetzt, wodurch die Gummimasse sofort erstarrt, und der Riß zum Verschluß gebracht wird.

Nach der Injektion wird das Präparat zur Härtung der Injektionsmasse längere Zeit in Alkohol (50—90%), in Alkohol mit Essigsäure (etwa in 5%iger Lösung), Formaldehyd (in 4%iger Lösung auch mit 5%igem Essigsäurezusatz) oder in verdünnte Säurelösung (z. B. mit Wasser auf 5% verdünnte Essigsäure) gelegt.

Von den mit dieser Masse injizierten Präparaten kann man sowohl feuchte als auch trockene Gefäßpräparate herstellen.

## 2. Gefäßinjektion mit Teichmannscher Masse.

Zur Anfertigung eines wohlgelungenen Injektionspräparates gehört mancherlei; in erster Linie aber eine gute Injektionsmasse und -spritze.

Die Teichmannsche Masse wird in folgenden Rezepten in blau, rot und gelb hergestellt:

| | | |
|---|---|---:|
| Blaue Masse: | Zinkweiß . . . . . . . . | 300 g |
| | Ultramarin . . . . . . . | 15 g |
| | Leinöl, dick. . . . . . . | 20 g |
| | Leinöl, dünn . . . . . . | 30 g |
| Rote Masse: | Schlemmkreide . . . . | 600 g |
| | Zinnober . . . . . . . . | 50 g |
| | Leinöl, dick. . . . . . . | 40 g |
| | Leinöl, dünn . . . . . . | 50 g |
| Gelbe Masse: | Schlemmkreide . . . . | 300 g |
| | Chromgelb . . . . . . . | 15 g |
| | Leinöl, dick. . . . . . . | 20 g |
| | Leinöl, dünn . . . . . . | 30 g |

Die beste Spritze für die Injektion mit Teichmannscher Masse und überhaupt für die Injektion von Gefäßen ist die Schraubenspritze mit Bajonettverschluß.

*Herstellung der* Teichmannschen *Masse*: Zunächst werden die trockenen Bestandteile (Kreide bzw. Zinkweiß und Farbe) abgewogen und in einer Reibschale zu einem ganz gleichmäßigen Pulver verrieben. Dann wird in einer zweiten Reibschale die vorgeschriebene Menge Leinöl abgewogen, das farbige Pulver zugeschüttet und mit dem Leinöl vollkommen verarbeitet (evtl. durchkneten). Die Masse muß schließlich so fest werden, daß man sie kaum noch eindrücken kann. Sie wird in einem Stück in einem Glasgefäß mit schwachem Karbolwasser aufbewahrt.

*Die Injektion:* Zum Gebrauch werden Teile der Masse in einer Reibschale mit Benzol (oder Äther), wenn die Gefäße sehr bald nach der Injektion präpariert werden sollen, gleichmäßig verrieben, bis eine Flüssigkeit von Honig- bis Sirupkonsistenz entstanden ist. Dann wird diese Masse in die Spritze gegossen. Die Spritze soll aber nicht ganz, sondern nur zu 4—5 Sechsteln gefüllt werden. Der Rest des Spritzenhohlraumes wird mit einer flüssigeren Masse ausgefüllt, die man sich dadurch herstellt, daß man die in der Reibschale verbliebene Masse mit etwas Benzol verdünnt. Diese dünnflüssigere Masse hat den Zweck, die feineren Gefäßverzweigungen (bei der Arteriensektion) auszufüllen. Zur Entfernung mitgerissener Luft wird die Spritze mit dem Schraubenstiel so lange aufgestoßen, bis keine Luftblasen mehr aus der Masse an die Oberfläche kommen. Dann wird die Spritze verschlossen und eine passende Kanüle aufgesetzt. Nun wird die Spritze ein wenig angedreht, bis gerade etwas Masse aus der Kanüle ausfließt. Die ausfließende Masse wird mit einem mit Karbolwasser angefeuchteten Wattebausch abgewischt. Solche Wattebäusche werden auch zum Abtupfen und Abwischen von ausgeflossener Masse am Präparat während der Injektion benutzt. Die Spritze wird dann aufrecht hingestellt.

Falls es noch nicht geschehen ist, wird das Gefäß freigelegt und um sein freies Ende ein nicht zu kurzer Unterbindungsfaden, der später an der Kanüle befestigt werden soll, in einen lockeren, noch nicht zugezogenen Knoten geschlungen.

Nun wird die Spritze in einer Klemme, die verstellbar an einem Stativ mit nicht zu kleiner Fußplatte angebracht ist, festgeklemmt und in die richtige Lage und Höhe gebracht. Mit zwei Pinzetten (besonders bei feineren Gefäßen: Splitterpinzetten) wird das Gefäß gefaßt und ein ganzes Stück über die Kanüle gezogen. Dann wird der lockere Knoten um die Kanüle fest angezogen, und die beiden Enden des Unterbindungsfadens werden mit einer Schleife (kein Knoten) hinter der Kanüle befestigt. Klemmen (am besten Schieberpinzetten) und Unterbindungsfäden werden bereitgelegt.

Nun wird die Spritze langsam und gleichmäßig gedreht und das Präparat an den Schnittflächen genau beobachtet. Quillt aus einem durchgeschnittenen Gefäß Masse aus, so wird sie mit einem Wattebausch abgewischt und das Gefäß, aus dem sie wieder herausquillt, mit der Klemme gefaßt und abgebunden. Die Spritze wird nun so lange gedreht, wie es ohne Anstrengung möglich ist. Wird der Widerstand zu groß, so muß man aufhören zu drehen und erst nach einiger Zeit, wenn die Masse sich in den Gefäßen verteilt hat, weiterinjizieren. In dieser Weise wird die Injektion stunden-, ja tagelang (bei großen Präparaten) fortgesetzt. Die Injektion einer Extremität z. B. dauert 24 Stunden. Über Nacht kann man das Präparat mit einem mit Carbol befeuchteten Tuch bedeckt ruhig liegen lassen.

Muß man während der Injektion die Spritze neu füllen, so läßt sich das bei den Schraubenspritzen sehr leicht dadurch bewerkstelligen, daß man die Spritze von der Kanüle löst (Gefäß vorher abklemmen), neu mit Masse füllt und wieder an der Kanüle befestigt.

Über die Pumpenspritze zur Konservierung von Leichenteilen, von Dr. ALFRED GISEL und ADOLF SPINKA, ist nachzulesen im „Anatomischen Anzeiger", Band 91, Nr. 7/8, vom 26. März 1941, Verlag Gustav Fischer, Jena.

Nach dem Gebrauch müssen die Spritzen sorgfältig gereinigt werden. Zu diesem Zweck zerlegt man sie in ihre einzelnen Teile und stellt oder legt sie in ein Gefäß mit Benzol, Chloroform, Tetrachlorkohlenstoff oder Äther. Die Reste der Masse werden gelöst und lassen sich so leicht entfernen.

Injektionspräparate stellt man am besten von frischem Leichenmaterial her. Fixiertes Material schließt die Möglichkeit einer Injektion an sich nicht unbedingt aus, beeinträchtigt aber meistens den guten Erfolg der Injektion.

## 3. Die PANSCHsche Masse in ihrer Anwendung.

Diese Injektionsmasse hat den großen Vorteil, daß sie praktisch nicht schrumpft und deshalb das geeignete Mittel zur Darstellung großer Hohlräume und Gefäße bei Aufstellungspräparaten darstellt. Das Fehlen der Schrumpfung hängt zusammen mit der Quellung des Mehles, die auch bei stärkerem Wasserentzug durch die steigende Alkoholreihe scheinbar bestehen bleibt, so daß im aufgehellten Zustand die Masse größere Hohlräume (Blase) glatt ausfüllt, ohne daß an ihrer Oberfläche irgendeine Faltenbildung auftritt. Zur Bearbeitung der Masse verreibt man feinstes Mehl mit sehr reichlich Farbe [Zinnober, Deckweiß (SPANNER), Chromgelb oder Kobaltblau] und rührt, wie beim Kuchenteig, so viel Wasser hinzu, bis eine dicke, schmierige Masse entsteht, die dann durch Zusatz von 96%igem Alkohol zur Sirupkonsistenz verdünnt wird. Man braucht mit dem

Alkoholzusatz nicht zaghaft zu sein: wenn die Masse wie dünnes Wintermotorenöl läuft, reicht sie gerade zur Füllung kleinerer Gefäße noch aus, ohne in die Capillaren einzudringen. Die Masse wird durch ein Haarsieb gestrichen; je Liter setzt man nach Vorschrift der Kieler Schule noch 50 cm³ Kolophoniumlösung (1 Teil Kolophoniumpulver, 1 Teil 96%igen Alkohol) zu.

Hat man mit dieser Masse ein Präparat injiziert, so ist zu berücksichtigen, daß die Masse an den Schnittflächen auch nach 2—3 Tagen noch durch Flüssigkeiten bzw. durch Wasserstoffsuperoxyd herausgespült werden kann. Eine gute Gefäßinjektion für Zwecke der Aufhellung muß aber immer im unfixierten Zustande ausgeführt werden; daher soll man z. B. den Arm mit Schulterblatt und Achselhöhle möglichst mit der Brustwand zur Fixation und anschließenden Bleichung mit Wasserstoffsuperoxyd bringen, da so nur wenige Unterbindungen zu legen sind; das, was zu viel ist, darf erst, wenn das Objekt sich in der Entwässerung befindet, entfernt werden, da dann für das Herausspülen der Injektionsmasse keine Gefahr mehr besteht. Kurz, man muß sich bemühen, eine *geschlossene Gefäßbahn* zu erhalten.

*Die Kleisterinjektion* eignet sich besonders zur Darstellung des Bronchialbaumes, den man an mehreren Objekten verschieden weit füllen kann. Schon 150—170 cm³ Masse reichen an der Lunge des Erwachsenen zur Füllung aller kleinen Bronchien von der Luftröhre heraus, in das Alveolensystem weiter einzudringen. Will man nicht die sehr einfache und schöne Dreifarbeninjektion der Lunge ausführen (Bronchus — Deckweiß, A. pulmonalis — Zinnober, V. pulmonalis — Chromgelb), sondern nur den Bronchialbaum füllen, so kann man nach der Injektion des letzteren die Bleichung außerordentlich beschleunigen, indem man die A. pulmonalis einen Tag an die Wasserleitung unter schwachem Druck anschließt, bis die Lunge ganz blaß ist. Darauf wird die Lunge von der A. pulmonalis aus mit Formol-Alkohol gefüllt, wobei man zum Schluß die Vene ligiert. Auf eine ähnliche Weise kann man selbstverständlich den Ausführungsgang des Pankreas, die Gallengangsverzweigungen in der Leber und das Nierenbecken darstellen.

Alle größeren Höhlen des Körpers kann man nach Fixation, Bleichung und Wässerung im Verlaufe der Entwässerung füllen. Es seien hier einige Beispiele injizierten Materials beschrieben.

Eine richtige Gesamtvorstellung der Nebenhöhlen der Nase wird dem Studierenden zumeist durch sehr komplizierte Freilegung der betreffenden Höhle oder durch Ausgüsse derselben veranschaulicht. Um vieles einfacher ist aber die von SPANNER seit 1927 verwandte farbige Injektion der Nebenhöhlen mit PANSCHscher Masse. Ein halbierter Skeletschädel oder ein beliebiger, nicht macerierter alter Kopf vom Präpariersaal wird unter Erhaltung der Schleimhäute und des Periostes (Orbita) sauber abpräpariert, etwa 8 Wochen in 10 Vol.-% Salpetersäure oder Salzsäure gut entkalkt, ebenso lange in 10%igem Wasserstoffsuperoxyd (mit 1% Formolzusatz) gebleicht und 6 Tage fließend gewässert. Wenn der Kopf in 96%igem Alkohol gehärtet ist, läßt man den Alkohol ablaufen und füllt mit einer kleinen Schraubenspritze von den Nasengängen die Mündungsstellen der Nebenhöhlen. Der Kopf ist bei den einzelnen Füllungen so zu befestigen, daß die Mündungsstelle nach oben sieht, damit die Luft ausweichen kann. In dieser Lage bleibt der Kopf bis zur Härtung der Masse, was im Thermostaten bei 45° beschleunigt werden kann. So füllt man in mehreren Sitzungen vom mittleren bzw. oberen Nasengang aus die Stirnhöhle weiß, alle Siebbeinzellen gelb, die Kieferhöhle rot und die Keilbeinhöhle weiß. Erst nach Füllung aller Nebenhöhlen wird, wenn die Masse fest ist, die definitive Entwässerung in 96%igem bzw. 100%igem Alkohol beendet. Die geschilderte Methode gestattet nicht nur die Entwicklung der einzelnen Nebenhöhlen beim Kinde zu verfolgen, sondern auch ihre verschiedenen Varianten im Hinblick auf die pneumatischen Knochen darzustellen (z. B. die Ausdehnung der Keilbeinhöhle bis zu den Durchtrittsöffnungen der drei Trigeminusäste).

Ein sehr lehrreiches Gegenstück zu den Nebenhöhlen der Nase ist ein Ausguß der Haupthöhle der Nase mit gleichzeitiger Füllung des Rachens und der Speiseröhre. An einem entkalkten und gebleichten Kopf-Hals-Weichteilpräparat (mit Erhaltung der ersten Rippe einschließlich der manubrium sterni) kann man mit einer biegsamen Kupferkanüle von der Mundhöhle aus zuerst die am unteren Ende mit Pfropf verschlossene Luftröhre bis zum Kehlkopfeingang mit dickster roter Masse füllen. Nach Erhärtung werden Speiseröhre, Pharynx, Mundhöhle (einschließlich Vestibulum oris) und Nasenhöhle ohne jeden Druck mit weißer Masse ausgegossen (das Präparat steht am besten auf dem Kopf); erhält man nur auf einer Seite die Haut und präpariert auf der anderen die Hals- und Kopf-Muskeln bis zur Mittellinie aus, so wird die Übersicht über Luft- und Speiseweg besonders deutlich.

Injizierte Gelenkhöhlen geben im aufgehellten Zustande die besten Aufschlüsse über Größe und Ausdehnung des Gelenkes sowie über die Kapselansatzlinien. Zur Darstellung der Gelenkhöhlen werden die Präparate lehrreicher, wenn man die Knochen nicht entkalkt, sondern nach der Fixation nur gut bleicht. Mit Ausnahme des Kniegelenkes können Kapseln und Bänder vor der Injektion oberflächlich freigelegt sein, wenn man fixierte Präparate benutzt. Das Kniegelenk soll bei erhaltenem Quadriceps gefüllt werden, um ein zu starkes Abheben der Patella zu vermeiden. Bohrstellen zur Füllung: Hüftgelenk — vom Becken her, dünnste Stelle des acetabulum; Kniegelenk — Patella; oberes Sprunggelenk — innere Knöchel; unteres Sprunggelenk — für beide Kammern direkter Einstich in die Kapsel; Schultergelenk — Schleimbeutel der Bicepssehne; Ellbogengelenk — Olecranon. Zum unmittelbaren Verschluß der möglichst klein anzulegenden Bohrstellen genügt nach der Injektion ein Wattebausch, der später entfernt wird.

Zur Demonstration entwicklungsgeschichtlicher wie topographischer Beziehungen im Oberbauch empfiehlt sich eine rote Füllung der bursa omentalis des Neugeborenen vom foramen Winslowi aus, die nach entsprechender Beschneidung der Leber und des Zwerchfelles Lage und Form des Netzbeutels klarlegt. Es ist nicht empfehlenswert, dieses Präparat aufzuhellen, da die scharfe Abgrenzung des Magens nach oben gegen das kleine Netz und nach unten gegen das große Netz in 96%igem Alkohol besser hervortritt.

Besonders eindrucksvolle Museumsstücke gewinnt man an aufgehellten Präparaten des Beckens mit vorderer Bauchwand, an denen nach vorheriger Injektion Blutgefäße, Blase, Harnröhre und Rectum mit PANSCHscher Masse gefüllt sind. An solchen Präparaten sieht man plastisch Verlauf, Form und Größe des normalen Leistenkanals, sogar schon wenn man eine Veneninjektion unterlassen hat. Die

Ausführung geschieht folgendermaßen: An einer frischen männlichen Leiche injiziert man in erwärmtem Zustande die Aorta oberhalb des Zwerchfelles mit roter Masse (30%ige Gelatine mit 30%igem Kaolinzusatz und sehr reichlich Zinnober). Nachdem man den rechten Vorhof eröffnet hat, wird das Blut aus der V. cava inferior und den Samenstrangvenen herausmassiert und eine Ligatur unmittelbar unter der Leber um die V. cava inferior gelegt; die dicke Kanüle wird mittels Schlauches von oberhalb des Zwerchfelles so tief in die V. cava eingeführt, daß man sie unterhalb der Leber fühlen und einbinden kann. Die vordere Bauchwand darf nur bis zum Nabel durch Querschnitt eröffnet sein, damit man das Fortschreiten der Injektion bis in die Samenstrangvenen kontrollieren kann. Die heiße Venenmasse besteht aus 30% Gelatine und 30% Kaolinzusatz und sehr reichlich Kobaltblau. Nach der Injektion läßt man die Masse einige Stunden abkühlen und schneidet das Colon sigmoideum an einer gefäßfreien Stelle ein, so daß vom After her der Kot durch die fünfmarkstückgroße Öffnung ausgespült werden kann. Zur Darstellung der Harnröhre ist noch folgendes nötig: Man fertigt sich einen leicht gebogenen, nicht zu dünnen Glaskatheter an, der in die Blase eingeführt wird und während der ganzen Behandlung des Präparates liegen bleiben muß (außer dem Offenhalten der Harnröhre kann mit seiner Hilfe der Alkohol bei der Entwässerung aus der Blase leicht abgelassen und ersetzt werden). Um spätere Schwierigkeiten bei der Füllung zu vermeiden, empfiehlt es sich, beide Harnleiter unterhalb des Nierenbeckens zu öffnen, durch Sondieren mit einem elastischen Katheter bis zur Blase etwas zu erweitern und von ihnen aus die Füllung der Blase mit Formol vorzunehmen. Jetzt erst ist das Präparat oberhalb des Zwerchfelles so zu beschneiden, daß der ganze Bauchsitus intakt bleibt und das obere Drittel des Oberschenkels erhalten wird. Durchschnittene Gefäße werden unterbunden, die Bauchhöhle wird mit Watte so ausgepolstert, daß die vordere Bauchwand unterhalb des Nabels ihre normale Rundung wiedererhält. Wenn diese Vorbereitungen getroffen sind, kann das Präparat fixiert, entkalkt und gebleicht werden. Ist die Entwässerung bis zur Stufe des 96%igen Alkohols fortgeschritten, dann füllt man zuerst die Ureteren, darauf die Blase von dem Harnröhrenkatheter aus und zieht beim Füllen der Harnröhre langsam den Katheter aus der Harnröhre heraus. Die Füllung des Harnapparates geschieht mit weißer PANSCHscher Masse. Anschließend wird das Rectum mit gelber Masse injiziert, worauf man das Präparat bis zur völligen Entwässerung wieder in Alkohol zurückbringt. Zur Erleichterung des Einblickes in das Becken genügt es, wenn ein 4 cm breiter Streifen der Bauchwand über der Symphyse erhalten bleibt. Dann gewinnt man einen ausgezeichneten Überblick über Rectum und Blase in ihren Beziehungen zum Becken und dessen Gefäßen. Bei geeigneter Montage sieht man von der Dammseite her den vollständigen Verlauf der Harnröhre. Endlich zeigen die Arterien und Venengeflechte des Samenstranges an der durchsichtigen vorderen Bauchwand mit der hochsteigenden Epigastrica die genauen topographischen Beziehungen zum Leistenkanal auf. Besonders lehrreich kann man mit dieser Methode durch Füllung von Bruchsäcken, bei gleichzeitiger Arterieninjektion, alle Formen von Leisten- bzw. Schenkelarterien darstellen.

Um das bei der Wasserstoffbleichung auftretende langsame Abbröckeln der PANSCHschen Masse und ihr Herausschwemmen aus großen offenen Gefäßen zu

84  Die Behandlung und Aufstellung von Mumien und ganzen Körpern.

vermeiden, hat SPANNER eine neue Injektionsmasse ausgearbeitet, mit der alle oben angeführten Präparate injiziert werden können. Durch einen bestimmten Gelatinezusatz erstarrt die Masse sehr viel rascher als die PANSCHsche, sie läßt sich aber wegen der schwachen Gelatinekonzentration am kalten Organ leicht längere Zeit injizieren, da die Erstarrungsdauer ungefähr 1 Std. beträgt. Die Masse hat ferner den großen Vorzug, daß sie, wenn sie gut fixiert wird, nicht schrumpft (Mehlzusatz!), wegen des Gelatinegehaltes leicht schneidbar ist und schließlich auch einer längeren Einwirkung einer 10%igen Wasserstoffsuperoxydlösung leicht standhält. Ihre Zusammensetzung ist folgende:

200 g Mehl werden mit 60 g Kaolin und 410 g Deckweiß gut vermengt (man kann auch andere Pigmentfarben verwenden). Zu dieser Mischung rührt man langsam 425 cm³ einer lauwarmen 5%igen Gelatinelösung (mit Thymolzusatz). Die sirupartige Lösung wird durch ein Haarsieb gerührt. Vor Gebrauch wird sie in einem Wasserbad bei 45° geschmolzen und vor dem Eingießen in die Spritze aufgerührt. Die Injektionsmasse ist gut verschlossen und kühl aufzubewahren.

## VI. Die Behandlung und Aufstellung von Mumien und ganzen Körpern.

1. *Mumien, Fettwachs- und verkohlte Leichen* montiert man am besten stehend in einem Glasschrank, welcher auf einem fahrbaren Sockel angebracht ist. Eine

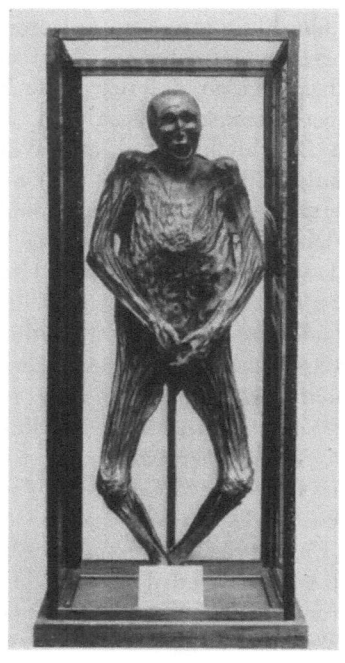  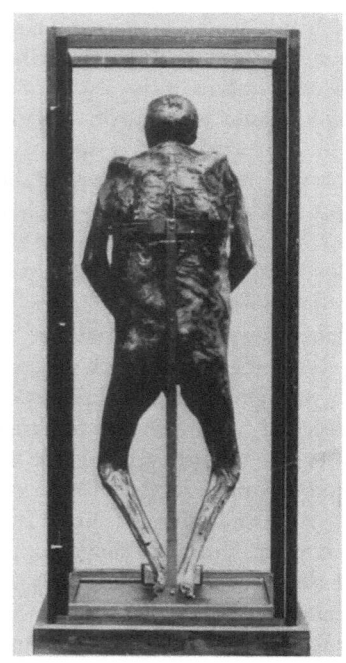

Abb. 79. Aufstellung einer Mumie. Vorderansicht.   Abb. 80. Aufstellung einer Mumie. Rückansicht.

am Boden des Sockels angebrachte Metallstütze wird in den Körper eingeführt oder verläuft am Rücken entlang bis in Höhe der Brust. Am oberen Ende wird ein der Rückenform entsprechender Bügel montiert, welcher bis in die vorderen seitlichen Brustpartien reicht und so dem Körper den nötigen Halt gibt. Die Füße werden mit Holzleisten umgeben, um ein Widerlager zu schaffen, welches das Abgleiten verhindert. Mumien werden vor ihrer Aufstellung mit Formalinalkohol 1 : 10 oder Arsenalkohol 1 : 100 zum Schutz gegen Insektenfraß bestäubt (Abb. 79 u. 80).

2. *Fettwachsleichen* erhalten einen Überzug von Fixativ oder farb- und glanzlosem Lack, wodurch das Abbröckeln offener Stellen verhindert wird (Abb. 81 u. 82).

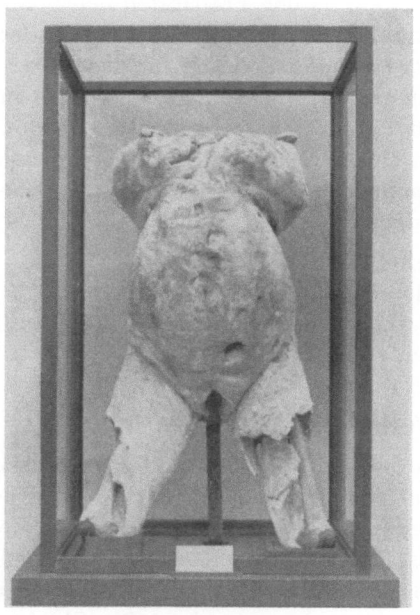 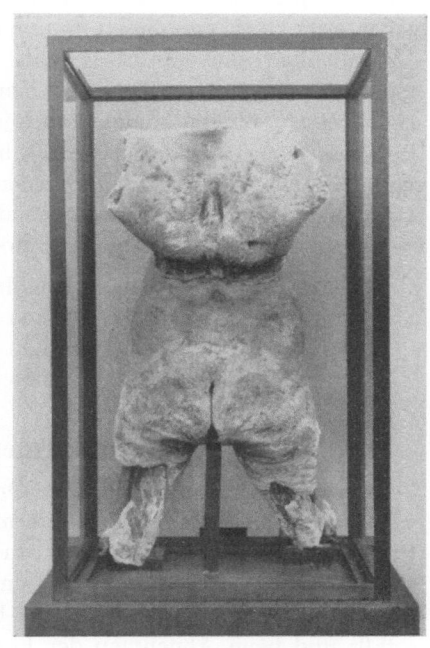

Abb. 81. Fettwachsleiche. Vorderansicht.      Abb. 82. Fettwachsleiche. Rückansicht.

3. *Verkohlte Leichen* werden mit Formalinalkohol 1 : 10 fixiert und injiziert, an der Luft getrocknet, mit Fixativ oder farb- und glanzlosem Lack bestäubt und aufgestellt. Hier sei noch besonders darauf hingewiesen, daß der Thorax dann unbedingt sofort unter Glas gebracht werden muß, da sich Brandleichen nur unter den größten Schwierigkeiten wieder reinigen lassen. Sie dürfen daher niemals einstauben.

## VII. Die Anfertigung von Modellplastiken und Gipsformen.

Die Anfertigung von wissenschaftlichen Modellplastiken und Gipsformen ist für die Bearbeitung und Aufstellung von anatomischen und zoologischen Sammlungen unentbehrlich. Der zoologische Präparator verwendet sie zur Herstellung künstlicher Körper und ähnlicher Nachbildungen. In der Anatomie fertigt man mit ihrer Hilfe nicht nur Modelle von Organen und Knochen an, sondern schafft durch sie auch Abgüsse und Nachbildungen verschiedener Körperteile und bringt es in der Vollendung sogar bis zum Naturabguß ganzer Körper, wie z. B. der eines „Muskelmannes". Die Pathologie und die gerichtliche Medizin nehmen hingegen die Modellplastik und Gipsform nur selten in Anspruch, da sich die organischen Veränderungen nicht oder nur sehr unvollkommen modellmäßig erfassen lassen. Zudem wirkt die Kühle eines Modelles dem farbenfreudigen Naturpräparat gegenüber weniger eindrucksvoll. Zum Abformen von Asservaten, insbesondere eines Schädels, zum Wiederherrichten der Leichen erweist sich das Abformen in Gips hingegen als besonders geeignet. Es gibt Präparatoren, die ihre Sammlung nur aus Modellplastiken herstellen. Obwohl diese Modelle künstlerisch sehr gut durchgearbeitet sind und den natürlichen weitgehend entsprechen, möchte ich doch von diesen Sammlungen abraten, da den Präparaten neben der Natürlichkeit auch die Seele fehlt. In Naturabgüssen ganzer Körper, wie der eines „Muskelmannes", und der Herstellung von Serienmodellen für den Unterricht besteht für die Modellplastik jedoch ein großes Anwendungsgebiet. Neben künstlerischem Geschick, welches bei einem Präparator vorhanden sein sollte, verlangt das Abformen und Formausgießen einige Erfahrung im Umgang mit Gips und den anderen zur Anwendung kommenden Hilfsmitteln, ohne welche sich wohl kaum ein brauchbares Modell herstellen läßt.

Zur Anwendung kommen hier drei Verfahren:
1. Abformen mit verlorener Form,
2. Abformen mit Gelatine- oder Leimform,
3. Abformen mit Stück- oder Keilform.

## 1. Das Abformen mit verlorener Form.

Das zum Abformen benötigte Organ, der gewünschte Körper oder Teile desselben müssen vor Beginn des Abformens in genügendem Maße und entsprechender Stellung gehärtet, freipräpariert und bearbeitet sein, so daß das abzuformende Objekt dem gewünschten Modell entspricht. Die behaarten Körperteile werden mit Öl, Vaseline oder Seifenlösung bestrichen, damit die Haare nicht vom Gips erfaßt und beim Abnehmen der Form mit herausgerissen werden. Die Objekte werden sodann durch Blechstreifen so unterteilt, daß sich möglichst wenige, handliche Formteile ergeben.

Das Auftragen des Gipses, mit dem jetzt begonnen werden kann, erfolgt in zwei Schichten, von denen die erste zweckmäßig leicht angefärbt wird. In eine mit Wasser gefüllte Schale wird der gut gelockerte Gips langsam eingestreut, bis fast alles Wasser vom Gips aufgenommen ist. Erst jetzt wird der Gipsbrei einige Male durchgerührt. Ein Teil des Gipsbreies wird der Schale entnommen (etwa $1/3$) und leicht mit einer Wasserfarbe gefärbt. Der gefärbte Gipsbrei wird nun mit einem Pinsel oder der Hand in einem Formteil etwa 3—4 mm dick aufgetragen. Eine Probe des Gipsbreies wird zur Kontrolle auf einer Schale zur Seite gestellt. Nach Überstreichen der ersten Schicht mit Tonwasser oder Seifenlösung wird die zweite Schicht, für welche der ungefärbte Gips verwendet wird und dem zur Verhinderung des Treibens des Gipses noch etwas Weißkalk (etwa 1 : 500) zugesetzt wird, etwa 4—5 cm dick aufgetragen. Nach dem Erstarren der Gipsprobe werden die Teilungsstreifen abgenommen und die Ränder des Gipsmantels nach dem Anbringen von Schlössern (halbrunde Einbuchtungen) leicht mit Öl bestrichen. In gleicher Weise werden dann die restlichen Formteile mit Gipsbrei bestrichen. Wenn alle Formteile fertiggestellt und erstarrt sind, können sie vom

Objekt genommen werden. Das Organ bzw. der Körper wird dann wieder in Lösung gebracht, um ihn später bei der Bearbeitung des Modells zur Kontrolle zur Hand zu haben. Kleine Objekte, bei denen eine einmalige Unterteilung genügt, werden durch einen Faden getrennt. Hierzu wird vor dem Auftragen des Gipsbreis ein gut gefeuchteter Faden an der gewünschten Teilungsstelle auf das Objekt gelegt. Nun wird der Gipsbrei in beschriebener Weise aufgetragen. Die beiden Fadenenden werden sodann erfaßt und der Gipsmantel schlangenförmig durchtrennt. Nach dem Erstarren des Gipsmantels werden die beiden Formhälften mit einem Meißel in der Trennungslinie auseinander getrieben und abgenommen. Die abgenommenen Formteile werden mit Hilfe der Schlösser aneinandergepaßt und zusammengebunden oder nach Säuberung und Aufrauhung der Ränder mit Gips zusammengeleimt, nachdem sie vorher durch Einlegen in Wasser gut mit diesem durchtränkt sind. Mit dem Ausgießen der Form kann sodann begonnen werden. Die inneren Formwandungen werden mit Isolierungsmittel (Rüb- oder Leinöl, Seifenlauge, Tonwasser oder Pottaschelösung 1 : 10 oder 1 : 20) bestrichen. Bei fast oder ganz geschlossenen Formen soll dieses vor dem Zusammensetzen geschehen. Der zum Ausguß benötigte Gipsbrei soll nur dünnflüssig sein (es muß also beim Zubereiten des Breies noch etwas Wasser über dem Gips stehen). Ganz geschlossene Formen werden an zwei Stellen, zum Einfüllen des Gipses und zum Entweichen der Luft, durchbrochen. Der Gipsbrei wird durch die Öffnung gegossen und die Form nach jedem neuen Guß einige Male gedreht und gewendet, damit die Luft entweichen kann und die Wandungen gleichmäßig bedeckt werden. Sind die Wandungen mit einer genügend starken Schicht bedeckt, welches sich nach der Größe des Objektes richtet und zwischen 1—5 cm schwankt, bleibt die Form bis zum völligen Abbinden des Gipses, wobei wieder eine Probe zur Kontrolle dient, liegen. Um ganz sicher zu gehen, kann auch noch etwas länger gewartet werden. Danach wird die Form abgeschlagen, und zwar zunächst der äußere Mantel. Die dann zutageliegende, gefärbte Schicht wird mit größter Sorgfalt und mit entsprechend kleineren Werkzeugen abgetragen, wobei sich das Weiß des Modelles von der gefärbten Schicht gut abhebt, was die Arbeit wesentlich erleichtert. Das so erhaltene Modell wird unter Zuhilfenahme des Originals durchgearbeitet und dann bemalt. Kleine Modelle werden am besten ganz ausgegossen. Soll das Modell stehend montiert werden, so empfiehlt sich vor dem Ausguß das Einführen eines hinreichend langen Metallstabes, der zum Schutz gegen Rost vorher mit Schellack überzogen und möglichst mit in Gipsbrei getauchtem Werg oder mit Watte umwickelt wird, was eine bessere Verbindung mit dem Ausgußgips gewährleistet und die Festigkeit erhöht. Bei größeren Formen, bei denen das Ausgießen einige Zeit in Anspruch nimmt, wird dem Gipsbrei etwas Dextrin (1 : 100) zugesetzt, es kann aber auch Zucker oder Magermilch genommen werden, die den Abbindeprozeß verlangsamen und dem Modell eine größere Festigkeit verleihen. Kochsalz und Alaun hingegen beschleunigen das Abbinden.

Modelle aus zweiteiliger Form können auch im Preßgußverfahren angefertigt werden. Die beiden Formhälften werden mit dickbreiigem Gips gefüllt und nach dem Einbetten des Metallstabes aufeinandergepreßt. Hier muß jedoch darauf geachtet werden, daß die Formränder fest aneinanderliegen. Nach dem Erstarren des Ausgusses werden die Formhälften abgenommen, wenn diese und deren

Ränder gut geölt waren, oder die Form wird in beschriebener Weise abgeschlagen.

Sehr große Formen, wie z. B. die eines ganzen Körpers, werden nach dem Bestreichen mit Isolierungsmittel nicht ausgegossen, sondern die einzelnen Formteile zweckdienlicher auskaschiert. Hierzu werden 2—5 cm breite und bis zu 20 cm lange Leinenstreifen geschnitten, mit welchen die Form, nachdem sie mit Gipsbrei getränkt sind, ausgelegt wird. Über die erste Kaschierung wird eine Gipsschicht gestrichen und dann von neuem kaschiert. Dieses wird so lange fortgesetzt, bis die genügende Stärke erreicht ist, welche durch die erhöhte Festigkeit infolge der Kaschierung nicht zu dick zu sein braucht. Die auskaschierten Formteile werden dann möglichst noch vor Beendigung des Abbindeprozesses, da sich Gips aus einem Arbeitsgang besser verbindet, aneinandergepaßt und an den Nahtstellen nötigenfalls etwas Kaschierung nachgelegt. Nach dem Erstarren der Kaschierung (hierbei ist wieder eine Probe als Kontrolle zu verwenden) kann die Form abgeschlagen werden.

Die unter Zuhilfenahme des Originalpräparates durchgearbeiteten Modelle werden mit guten Ölfarben dem Original entsprechend bemalt.

## 2. Das Abformen mit Gelatine oder Leimform.

Dieses Verfahren eignet sich besonders zum Herstellen von Serienmodellen bei Modellabgüssen. Durch die große Elastizität des Materials sind Beschädigungen der Modelle so gut wie völlig ausgeschlossen, so daß dieses Verfahren auch von weniger Erfahrenen ohne Bedenken angewandt werden kann. Aus einer guten Gelatine-Leimform lassen sich ungehindert zehn bis zwanzig Modelle herstellen. Die Kosten des Verfahrens werden noch beträchtlich herabgesetzt, wenn an Stelle der teuren Speisegelatine Formleim oder technische Formgelatine verwendet wird. Zudem kann die Form nach Beendigung des Arbeitsganges gesäubert und nach Zerlegung wieder gebraucht werden, welches bei sachkundiger Handhabung 4—5 mal geschehen kann.

Die Leim- oder Gelatineplatten werden vor dem Aufkochen im Wasserbad in kaltem Wasser geweicht, welches bei Leim mehrere Stunden dauert, bei Gelatine aber schon in verhältnismäßig kurzer Zeit geschehen ist. Sind die Platten mit Flüssigkeit genügend getränkt, so daß sie sich leicht biegen lassen, wird das Wasser abgegossen bzw. werden die Platten aus diesem entnommen. Die Platten, welche jetzt noch einige Zeit nachweichen sollen, werden danach im Wasserbad bis zur völligen Auflösung aufgekocht. In der Zwischenzeit wird das abzuformende Modell geschellackt und geölt. Hernach wird es 3—4 cm dick mit Ton eingedeckt, über welchen ein Gipsmantel gegossen wird, welcher dem Modell entsprechend durch Blechstreifen in beschriebener Weise unterteilt wird.

Nach dem Erstarren des Gipsmantels wird ein einzelnes Teilstück abgenommen. Die darunterliegende Tonschicht wird dann entfernt, die angrenzenden Formränder werden gesäubert, geschellackt und geölt. Das Gipsmantelstück, das an seiner Innenseite ebenfalls geschellackt und geölt wurde, wird nun mit Hilfe der vorher eingelassenen Schlösser wieder eingepaßt. Die Gelatine (bzw. der Leim), welche jetzt auf das Modell gegossen werden kann, also den Raum ausfüllt, den vorher die Tonschicht einnahm, soll vorher so weit erkalten, daß ein geölter Finger ohne Schmerzgefühl eingetaucht werden kann. Die sich an der Oberfläche des Leimes bildende Haut, in welcher sich die Luftblasen gesammelt haben, wird abgenommen oder an zwei Stellen durchstochen. Die Masse, mit der jetzt das vorgearbeitete Modell übergossen wird, soll keine Luftblasen einschließen, sondern alle Räume völlig ausfüllen. Sollte an einigen Stellen die Möglichkeit bestehen, daß sich Luftblasen absetzen, so werden dort Luftkanäle durch den Gipsmantel gestochen, die dann bei Austreten des Leimes mit Ton zu verstopfen sind. Die Gußmasse muß nach dem Einfüllen erst völlig erstarren, welches mehrere Stunden dauert, bevor mit dem Abgießen der anderen Formteile begonnen wird. Das Abgießen der anderen Formteile wird wie bei dem ersten Teil gehandhabt, doch sollen hier besonders die Ränder der Leimschicht geschellackt und geölt werden, damit sie sich mit dem nachfolgenden Guß nicht verbinden (aufbrennen). Vor Abnahme der Form, welche nach Beendigung des Abgusses vorgenommen wird, müssen alle Formteile genügend erkaltet sein; besser ist es, wenn damit etwas länger gewartet wird, da sich dies später auf die Festigkeit der Form entscheidend auswirkt. Bei der Abnahme der Form wird so vorgegangen, daß zunächst der Gipsmantel abgehoben wird. Seine Innenseite wird dann gut mit Talkum ausgepinselt. Die das eigentliche Negativ bildende Gelatine- oder Leimschicht wird dann vom Modell genommen und in den Gipsmantel gelegt. Auch die Innenfläche dieser Schicht wird mit Talkum gut entfettet, um sie danach mit Alaunwasser zu härten. Schon nach kurzer Zeit ist die Form gußfertig und kann mit Vaseline zur Isolierung bestrichen werden. Die einzelnen Formstücke werden sodann aneinandergepaßt und verbunden. Das Ausgießen der Form geschieht in beschriebener Weise im Schwenk- oder Vollguß. Sehr große Formen können auch hier wieder kaschiert werden. Nach dem Erstarren des Abgusses wird die Form abgenommen und ist nach erneutem Zusammensetzen für den nächsten Guß bereit. Bei dem Ausgießen von mehreren Modellen muß die Form jedoch von Zeit zu Zeit, etwa nach jedem zweiten Guß, neu mit Vaseline bestrichen werden. Wichtig ist, daß die Form gleich nach dem Erstarren des Ausgusses abgenommen wird, wobei eine Probe zur Kontrolle dient, da sonst die Form, durch die nach dem Abbinden des Gipses entwickelte Wärme, welche den Leim an der Innenseite zum Schmelzen bringt, beschädigt würde und dann unbrauchbar ist. Die ausgegossenen Modelle werden in ihren Einzelheiten gut durchgearbeitet und dann bemalt.

## 3. Das Abformen mit Stück- oder Keilform.

Dieses Verfahren, welches ebenfalls zur Herstellung von Modellabgüssen zur Serienanfertigung verwendet wird, ist sehr zeitraubend und nicht immer leicht, so daß schon einige Erfahrung und Geschicklichkeit erforderlich sind, um den Abguß sachgemäß durchführen zu können.

Der Arbeitsgang unterteilt sich in: a) die Anfertigung des Stückgusses, wobei die einzelnen Teile mosaikartig aufgetragen werden; und b) in Anlegen eines Gipsmantels. Das Modell ist vor dem Auftragen des Gipses zu schellacken und zu ölen. Zweckmäßig können auf ihm auch noch die einzelnen Abschnitte für die Formstücke vorgezeichnet werden. Der Gips, welcher für jedes Formstück gesondert anzurühren ist, wird in einem auf dem Modell bezeichneten Teil aufgestrichen und mit Hilfe eines Spatels bis zu einer Dicke von 4—5 cm verstärkt.

Die Ränder werden dann senkrecht zum Modell glattgeschnitten und die Außenseite ebenfalls geglättet, in die zuvor eine Drahtschlaufe, welche nicht über die Fläche herausragen soll, eingelassen wurde. Nach dem Erstarren des ersten Stückes wird die Form stückweise weiter aufgebaut, die angrenzenden Ränder werden jeweils geölt und mit Talkum gepudert. Die Formstücke, deren Außenseite eine möglichst glatte Fläche ergeben soll, werden nach dem Erstarren des letzten Formstückes geschellackt und geölt. Die Formstücke erhalten jetzt den Gipsmantel, bei welchem die Teilungslinien mit den entsprechenden Trennungslinien der Formstücke übereinstimmen sollen. Der in beschriebener Weise anzulegende Gipsmantel wird nach dem Erstarren abgenommen, und die danach abzunehmenden Formstücke werden entsprechend eingepaßt, nachdem zuvor die im Mantel markierten Stellen der in die Formstücke eingelassenen Drahtschlaufen durchstochen wurden, welches den Zweck hat, die Formstücke bei der Zusammensetzung der Form nach außen am Mantel zu befestigen, um ein Herausfallen bzw. Verschieben der Formstücke zu verhindern. Die Formstücke und der Mantel werden zum schnelleren Trocknen auseinandergelegt, danach mit Leinölfirnis getränkt und erneut getrocknet. Nach dem Zusammensetzen der Form und der Befestigung der Formstücke wird die Innenfläche mit Vaseline bestrichen, und mit dem Ausguß kann nach dem Anbringen von Gußkanälen begonnen werden. Auch hier muß man die Form bei mehreren Abgüssen von Zeit zu Zeit nachfetten. Bei sachgemäßer Handhabung lassen sich beliebig viele Modelle mit dieser Form herstellen. Die gegossenen Modelle sind in ihren Feinheiten nachzuarbeiten und dann zu bemalen.

Große Modelle, die im allgemeinen kaschiert werden, lassen sich auch aus Papiermaschee herstellen. Hierzu wird 250 g Tischlerleim in 3500 cm³ Wasser aufgelöst, dem 10 Bogen Filtrierpapier oder eine entsprechende Menge Zellstoff zugesetzt werden. Wenn das Ganze kocht, werden etwas Schlemmkreide und 600 g Leinöl hinzugesetzt. Nachdem die Masse etwas erkaltet ist, wird sie unter Zusatz von Schlemmkreide zu einem teigartigen Brei geknetet. Zum Schluß können noch 50 g Carbolsäure untergemischt werden. Mit dieser Masse wird die Form angelegt und dann zusammengebunden. Nach dem Erstarren der Masse — eine Probe wird zweckdienlich wieder zur Kontrolle einbehalten — werden die Formteile abgenommen. Die so erhaltenen Modelle, welche jedoch ebenfalls noch auf ihre Feinheiten hin durchgearbeitet werden müssen und zu bemalen sind, weisen die gleiche Festigkeit wie Gipsmodelle auf und sind zudem noch um ein vielfaches leichter und daher besser transportfähig. Auch die Gefahr der Beschädigung solcher Modelle durch Abplatzen bei Anstoß ist sehr viel geringer.

## 4. Die Herstellung des Naturabgusses eines Muskelmannes.

Die Herstellung des Naturabgusses eines Muskelmannes erfordert neben eingehenden anatomischen Kenntnissen und präparatorischem Können eine gewisse Erfahrung im Abformen und Herstellen von Modellen sowie deren speziellen Eigenarten. So verlockend gerade die Herstellung solcher Modelle erscheint, so viele Schwierigkeiten und Hindernisse birgt sie jedoch für den weniger Erfahrenen in sich. Wenn auch beim Fachmann sich Formstück an Formstück fügt und nach dem Abschlagen wie selbstverständlich das fertige Modell erscheint, so muß man sich jedoch darüber im klaren sein, daß es nur auf Grund der in jahrelanger Arbeit gesammelten eigenen Erfahrungen und Kenntnisse möglich ist, ein solches Werk — anscheinend ohne größere Schwierigkeit — entstehen zu lassen. Zur Vermeidung größerer Verluste an Zeit und Material möchte ich an dieser Stelle raten, sich erst eingehend an kleineren Objekten zu versuchen und dabei die nötigen Kenntnisse und Erfahrungen in den verschiedenen Arten des Abformens bzw. des Formungsprozesses zu sammeln.

Die Herstellung des Modelles eines Muskelmannes erfolgt in vier Arbeitsgängen und zwar:
    a) die Montage und Konservierung des Objektes,
    b) die Freilegung der Muskeln,
    c) das Abformen des Körpers,
    d) das Ausgießen der Form.

### a) Die Montage und Konservierung des Objektes.

Der Körper — selbstverständlich sehr gut proportioniert — wird an einem Stativ, welches eigens zu diesem Zweck (nach der Art, wie sie in Kunstakademien anzutreffen sind; sehr brauchbar ist ein solches nach den Angaben von Prof. VIRCHOW) angefertigt wird, befestigt. Die Extremitäten werden in der später gewünschten Stellung fixiert. Die Konservierung des Objektes wird in der üblichen Weise durch Injektion in die A. carotis, brachialis oder cruralis mit Schraubspritze oder Irrigator vorgenommen. Als Konservierungsflüssigkeit hat sich für diese Zwecke eine hinreichende Menge einer stärkeren Formalinlösung (etwa 7%ig) als sehr brauchbar erwiesen. Die Arbeit wird nach der Injizierung auf mehrere Tage, bis zur genügenden Härtung des Objektes, unterbrochen.

### b) Freilegung der Muskeln.

Nach genügender Durchhärtung des Körpers wird mit dem vorsichtigen Abtragen der Haut und des Fettgewebes sowie der Muskelfascien begonnen. Die durch die Härtung überflüssig gewordenen Hilfsbefestigungen der Extremitäten werden zuvor abgenommen, da sie bei der Arbeit nur hindern und zudem für das Abformen doch beseitigt werden müssen. Sind alle Muskeln freigelegt, so daß nun der *natürliche* Muskelmann entstanden ist, kann mit dem Einformen begonnen werden.

### c) Das Abformen des Körpers.

Das Einformen erfolgt von unten her und am zweckmäßigsten *in zwei Schichten*, von denen die erste (etwa 1 cm starke) aus leicht gefärbtem Gips besteht, und die zweite, ungefärbte die Form auf etwa 5 cm Dicke verstärkt. Die zweischichtig gefärbte Form erleichtert beim späteren Abschlagen die Arbeit wesentlich, da hier natürlich nach der „verlorenen Form" gearbeitet wird. Bevor nun das Einformen beginnt, muß man sich über die Anlage der einzelnen Formteile im klaren sein, damit diese sich später leicht und ohne Schwierigkeiten vom Objekt abnehmen lassen; doch sollen es *nicht unnötig viele Einzelteile* sein, denn dies würde am späteren Modell viel mehr Arbeit an Retusche der Nahtlinien erfordern. Zunächst beginnt man mit der Einformung eines Beines, nachdem ein feuchter Faden unter dem Fuß hindurch zu beiden Seiten des Beines bis zum Becken eingelegt ist. Der vorbereitete Gipsbrei wird nun auf Fuß und Bein mit einem großen Pinsel (etwa normale Handfegergröße), oder mit der Hand aufgetragen. Zunächst die gefärbte dünne, und dann die zweite, stärkere, ungefärbte Schicht. Beginnt der Gips abzubinden (zur Kontrolle läßt man am besten eine Probe stehen), wird der Faden an beiden Enden erfaßt und schlangenlinienartig nach unten durchgezogen, so daß er die Formwand zu beiden Seiten des Beines durchtrennt und zwei nur locker aneinanderhaftende Formteile entstehen. Mit dem anderen Bein wird in gleicher Weise verfahren. Die oberen Formränder werden glattgestrichen und nach dem Abbinden des Gipses *geölt*. Sehr vorteilhaft für das spätere Zusammensetzen der Form ist das Anlegen von sog. Schlössern (Ausbuchtungen und Erhebungen am Formrand, die in den anderen Formteil übergreifen). In gleicher Weise werden nun Unter- und Oberkörper eingeformt. Als Begrenzungs- und Teilungslinie für die einzelnen Formteile können auch anfänglich entsprechend gebogene Blechstreifen oder solche aus Modellierton genommen werden. Beim Einformen der Arme bediene man sich wieder eines Fadens zur Teilung der Formstücke. Nach älteren „ähnlichen" Arbeitsmethoden werden die Arme vom Körper getrennt und gesondert abgeformt. Bei einiger Geschicklichkeit und Erfahrung lassen sich diese jedoch auch mit dem Körper einformen. Ist der Gipsmantel der unteren Körperhälfte erstarrt, so wird das Objekt vom Stativ befreit, es steht ohne Schwierigkeit auf eigenen Füßen. Der obere Körperteil ist damit zum Einformen frei. Nach dem Einformen dieses Teiles bleibt dann nur noch der Kopf, welcher auch die größten Schwierigkeiten bereitet, denn nur mit etwas Übung und Geschicklichkeit wird es möglich sein, von diesem eine tadellose Form zu bekommen. Ein besonderes Hindernis bilden dabei die Ohren. Der Kopf wird zunächst in der üblichen Weise eingedeckt, nachdem zuvor ein Faden eingelegt wurde, der das Formstück sagittal median teilt. Nach dem Durchtrennen der Kopfform warte man nicht bis zum völligen Abbinden des Gipses, sondern nehme diese Formteile schon etwas früher ab, da sonst, wie gesagt, die Ohren oder die Form lädiert werden. Die Formteile werden jetzt nacheinander vom Objekt abgenommen, wobei die Verbindungen mit Meißel und Holzhammer durch leichte, vorsichtige Schläge gesprengt werden. Die Formstücke werden zum Guß vorbereitet und das Objekt nach der Säuberung wieder in Konservierungsflüssigkeit gelegt, um es später zur Retusche des Modells zur Hand zu haben.

### d) Das Formausgießen.

Die einzelnen gewonnenen Formteile werden nach erfolgtem Trocknen bis zur völligen Durchtränkung in eine schwache *Seifenlösung* gebracht. Bevor das Zusammensetzen der Formstücke beginnt, muß berücksichtigt werden, nach welcher Art man das Modell entstehen lassen will, ob im Schwenkguß oder im Kaschierverfahren. Zum Schwenkguß werden die der Seifenlösung entnommenen Teile zu Größen, etwa zwei (Ober- und Unterkörper), zusammengesetzt, wobei die schlangenlinienartigen Durchteilungen der Beine, Arme und des Kopfes sowie die eingelassenen Schlösser die Arbeit wesentlich erleichtern. In die Beinformen wird je eine stärkere Stange aus rostfreiem Stahl oder Leichtmetall (Eisenstangen nur nach Überzug mit Schellack, da sich sonst Rost bildet und die rostbraune Färbung auf den Gips übergreift) so eingelassen, daß sie von Kniehöhe bis etwa 10 cm durch die Fußsohle ragt. Die Stangen können auch beliebig länger gehalten werden, doch bedingt dieses einen größeren Vollguß, der zwar entsprechend fester ist, aber ein beträchtliches Mehrgewicht aufweist. Die Stangen werden vor dem Ausgießen noch mit in Gips getränkten Leinenstreifen bewickelt, wodurch eine festere Verbindung zwischen Ausgußmasse und Stange erzielt wird. Den zubereiteten, etwas flüssiger gehaltenen Ausgußgips schüttet man nun unter Drehen und Wenden der Form in diese hinein und läßt wieder ablaufen. Dieser Vorgang wiederholt sich einige Male, bis die Form in allen Teilen etwa gleich stark bedeckt ist. Man achte jedoch darauf, daß sich *keine Luftblasen* bilden. Ausgebuchtete Teile, bei denen hierfür Gefahr besteht, werden vor dem Guß von außen durchbohrt und bei Austreten von Gips während des Gusses mit etwas Kitt wieder verschlossen. Hat der Ausguß die völlig ausreichende Stärke von etwa 5 cm erreicht, so werden die Beine bzw. — bei entsprechend längerem Stab — auch die anderen Teile voll ausgegossen. Mit den anderen Formteilen wird in gleicher Weise verfahren. Nach dem völligen Abbinden des Gipses, wobei hier ruhig etwas länger gewartet werden kann, werden die Formteile abgeschlagen, und zwar zuerst die dicke, ungefärbte Schicht und dann mit entsprechend kleineren Werkzeugen unter großer Vorsicht die zweite, gefärbte Schicht. Dabei hebt sich das Weiß des Modelles deutlich von der gefärbten Schicht ab, was diesen Arbeitsgang wesentlich erleichtert. Die beiden gewonnenen Modellteile werden sodann zusammengefügt und retuschiert.

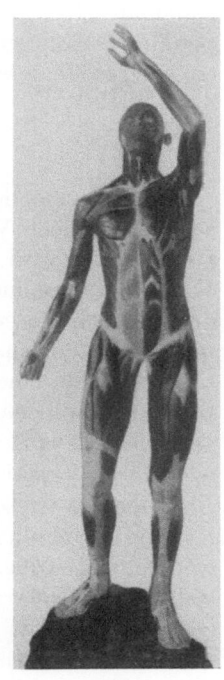

Abb. 83. Muskelmann.

Eine andere Möglichkeit, die zwar etwas mehr Arbeit erfordert, dafür aber dem Modell größere Festigkeit verleiht, ist *das Kaschieren*. Zu diesem Arbeitsgang werden die Formstücke ebenfalls in Seifenlösung gesättigt und zusammengesetzt. Doch jetzt so, daß man *zwei offene Formhälften* bekommt, also eine vordere und eine hintere Hälfte. Beide Formteile werden etwa 3—5 cm stark kaschiert, wobei *das Kaschierungsmaterial* (2—5 cm breite und bis 20 cm lange, in Gipsbrei getauchte Leinenstreifen) möglichst in einem Arbeitsgang gewonnen ist, da sich der Gips so besser verbindet. Dies ist jedoch nur möglich, wenn eine Hilfskraft vorhanden ist, da sonst der Gips vorher abzubinden beginnt. Um das Abbinden des Gipses hinauszuzögern, setzt man etwas Leim oder Dextrin, etwa $^1/_4$ Liter auf 1 Eimer Wasser, hinzu; die Gipsmasse erreicht zudem noch eine größere Festigkeit. Statt Dextrin und Leim lassen sich auch Magermilch und Zucker verwenden. Nach dem Auskaschieren werden die beiden Formteile abgeschlagen und zusammengesetzt oder, falls dieses noch vor dem Abbinden des Gipses geschehen kann, aufeinandergelegt und nach dem Erstarren des Modells abgeschlagen. Die zur Befestigung des Modelles nötigen Stangen werden, nachdem sie in beschriebener Weise behandelt wurden, beim Zusammensetzen des Modells im Preßguß eingefügt. Für die kaschierten Modelle sind sie bis zur Kniehöhe völlig hinreichend.

Das zusammengesetzte Modell wird nach dem Trocknen und beendeter Retusche, wobei der konservierte Körper als Vergleichsobjekt wertvolle Hilfe bietet, mit Firnis imprägniert und mit Ölfarbe naturähnlich bemalt. Zur Aufstellung des Modelles fertige man sich einen fahrbaren Sockel, in welchem das Modell mit den durch die Fußsohle ragenden Stangen befestigt wird. Die Stangen, welche an ihren unteren Enden vorteilhaft mit einem Gewinde zu versehen sind, werden durch den Sockel geführt und an diesem mit einer Mutter fixiert. Zur größeren Festigkeit können die unteren Fußteile noch in eine aus Gips angefertigte Bodenplatte eingelassen werden (Abb. 83). Das Modell, insbesondere das kaschierte, weist eine genügende Festigkeit auf, so daß es selbst größeren Belastungen standhält. Inwieweit sich Modelle aus *Papiermaché* für diese Zwecke eignen und bewähren, kann ich aus eigener Erfahrung nicht beurteilen. An sich müßte auch ein solches Vorgehen zum Erfolg führen.

## 5. Herstellung einer Totenmaske.

Um eine möglichst naturgetreue Totenmaske herzustellen, empfiehlt es sich, an einem soeben Verstorbenen noch vor der Sektion den Abguß vorzunehmen. Das Gesicht wird nach Säuberung und Verschluß der Nasenöffnungen durch Watte mit Vaseline oder Öl dünn eingefettet. Durch diese Einfettung läßt sich der Abdruck später besser abheben. Die Augenbrauen, Schnurrbart usw. werden mit feinem Seidenstoff ihrer natürlichen Form und Lage entsprechend bedeckt.

Bei Abguß eines ganzen Kopfes mit welligem Haar muß das dünne Seidentuch auch wellenartig, dem Haar entsprechend, gelegt werden, da sonst kein natürlicher Abguß zustandekommt. Der offenstehende Mund wird durch Stützen oder durch Vernähen des Unterkiefers mit dem Oberkiefer geschlossen. Um das Ablaufen des Gipses zu vermeiden, legt man eine Papiermanschette um.

Zum Anrühren des Gipses verwendet man ein glattwandiges Gefäß, am besten eine Gummiwanne. Man kann aber auch Emailleschüsseln verwenden. Zur Herstellung des Breies verwendet man Stuck- oder Figurengips. Bei der Verarbeitung des Gipsbreies ist es ratsam, die Anrührwanne ungefähr halb mit Wasser zu füllen und dann nur jeweils eine Handvoll pulvrigen Gipses zuzugeben. Eine weitere Zugabe erfolgt erst dann, wenn die vorhergehende Menge vom Wasser aufgenommen worden ist. Dieser Arbeitsgang wiederholt sich lo lange, bis der Gips das Wasser fast aufgenommen hat. Jetzt erst wird der ganze Inhalt gut durchgerührt, muß dann aber auch verarbeitet werden; ein Umrühren während des Einschüttens in Wasser ist zu unterlassen, da sonst eine körnige Masse entsteht, die man nicht zum Abformen verwenden kann. Wünscht man ein langsames Abbinden des Gipses, so mischt man, bevor der Gips ins Wasser kommt, etwas Magermilch, Zucker, Gelatine oder Leim (Dextrin) darunter. Ein schnelleres Erhärten des Gipses erreicht man durch Zusatz von Alaun oder Kochsalz.

Das Auftragen des Gipses im Gesicht geschieht, zur Vermeidung von Verletzungen, am besten mit der Hand. Der Gips ist möglichst dünn aufzutragen, damit auch sämtliche Falten, Narben u. ä. im Negativ gut ausgebildet werden. Ist die erste Gipsschicht von etwa 1 cm Dicke aufgetragen und schon ein klein wenig fest, wird so viel Gipsbrei nachgetragen, bis eine Stärke von ungefähr 3 cm erreicht ist, die nun für das Negativ voll ausreicht. Um sicherzugehen, wann die

Form abgenommen werden kann, läßt man zur Kontrolle einen Brei von 3 cm Stärke von der angerührten Masse zurück. Ist dieser fast erhärtet, so wird die Form abgenommen. Durch diesen Vorgang haben wir das Negativ als Grundlage des positiven Ausgusses.

Die Gipsform kommt nach ihrer Abnahme so lange ins Wasser, bis sie kein Wasser mehr aufnimmt; nach dem Abtropfen der Form kann man sie des öfteren mit Seifenlösung auspinseln oder mit feinem Knochenöl dünn bestreichen. Jetzt wird das Negativ mit einer etwas wäßrigen Gipsmasse ausgegossen, damit der Gipsbrei überall hinlaufen kann. Zu empfehlen ist, nach der ersten Gipslage von 1 cm Stärke weitmaschige Leinenstreifen, die vorher in Gips getränkt sind, leicht mit einzudrücken. Dieses kann man nach jeder weiteren, 1 cm dicken Schicht wiederholen. Die spätere Maske hat dadurch einen besseren Halt. Die Stärke der Maske beträgt schließlich 4—5 cm. Nach dem Erhärten wird nun der äußere Mantel mit Meißel und Holzhammer abgeschlagen.

## VIII. Die Sammlung.

Die nach den zweckmäßigsten Methoden bearbeiteten Präparate vereinigen sich in der *Sammlung*. Bevor man jedoch an die Gestaltung und Einrichtung eines Sammlungsraumes geht, muß man selbstverständlich die Aufgabe mit in Betracht ziehen, welche die fertige Sammlung einmal erfüllen soll: ob nur an einen *Sammel- und Aufbewahrungsraum* gedacht ist, wie man es oft in Kliniken mit eigener Sammlung antrifft, oder an eine *Lehrsammlung*, wie sie für viele Institute in Frage kommt und wo fast ausschließlich Fachleute die Sammlung besichtigen, oder ob schließlich eine *Schausammlung* eingerichtet werden soll, wobei der Öffentlichkeit in gewissem Grade der Zutritt gestattet ist. All dieses will besonders beachtet sein, denn man kann z. B. eine Lehr- oder Schausammlung nicht in dem gleichen Stil gestalten und einrichten wie einen reinen Sammlungsraum; das Umgekehrte ist dagegen nicht nur möglich, sondern sogar sehr vorteilhaft. Der Unterschied zwischen Lehr- und Schausammlung besteht fast nur in der Gestaltung des Raumes. Während bei der Schausammlung den zahlreichen Besuchern ein möglichst einheitliches und eindruckvolles Bild geboten werden soll, muß die Lehrsammlung vor den kritischen Augen der Fachleute bestehen und darf daher nicht minder gut eingerichtet sein, bedarf sogar in mancher Richtung noch zusätzlich besonderer Mühe und Sorgfalt, um den erwarteten Anforderungen zu genügen.

Der Raum zur Unterbringung der Sammlung, ganz gleich, welchen Zweck sie zu erfüllen hat, soll so groß sein, daß man ohne besondere Umstände alle gewünschten Präparate unterbringen kann, da eine nachträgliche Ausbaumöglichkeit nicht oft besteht. Einen Sammlungsraum, der allen Anforderungen in idealer Weise entspricht, findet man nur sehr selten, da neben anderen Schwierigkeiten in den meisten Fällen die Pläne an der Kostenfrage scheitern. Es gilt daher meist aus den zur Verfügung stehenden begrenzten Mitteln einen Sammlungsraum einzurichten, der sich wenigstens bezüglich *grundsätzlicher* Forderungen an die idealen Vorstellungen anlehnt.

Sammlungsräume, in denen die Präparate in offenen Regalen untergebracht sind, sind selbstverständlich völlig zu verwerfen. Stauben doch hier die Präparate nicht nur sehr leicht ein, sondern das Gesamtbild einer solchen Sammlung wirkt, auch wenn sie mit noch so guten und sauber montierten Präparaten besetzt ist, nicht gerade einnehmend. Einheitliche Schränke mit verglasten Türen sind auch nicht erheblich teurer als Regale, geben aber der Sammlung ein bedeutend solideres und nettes Aussehen. Für Lehr- und Schausammlungen ist es ratsam, Schränke mit durchgehenden, höchstens einmal unterteilten, verglasten Türen zu verwenden, da die Fachbretter in den seltensten Fällen immer in der Höhe der Glasrahmenleisten stehen und sich die Leisten als störend bei der Betrachtung der Präparate auswirken. Am geeignetsten werden die Schränke an den Wänden und, falls erforderlich, in ein oder mehreren Mittelreihen, bei denen jeweils zwei Schrankreihen mit dem Rücken gegeneinandergestellt werden, untergebracht. Eine Tiefe der Schränke von 50 cm ist vollkommen ausreichend. Die Präparate sollen nämlich *nur in einer Reihe* aufgestellt werden. Die Unterbringung von mehreren Präparaten hintereinander ist schon allein des Betrachtens wegen unzweckmäßig. Es ist ja nicht beabsichtigt, Präparate zu sammeln und anzuhäufen, sondern das, was man besitzt, einer *anschaulichen Darstellung* zuzuführen. Hat man nun einen Sammlungsraum mit der geeigneten Einrichtung zur Verfügung, so liegt es einzig und allein an dem Präparator, durch entsprechend eindrucksvoll und sauber hergerichtete Präparate der Sammlung ein möglichst einheitliches, übersichtliches und wirkungsvolles Gesicht zu verleihen. Aus diesem Grunde sollen die Präparate artentsprechend nur nach einer Methode gearbeitet sein. Sammlungen, in denen man Präparate auf Glas, Schiefer und Celluloid montiert, Knochenpräparate in Draht- und Klebmontage, Gläserverschluß mit Schweinsblasen, Kitt, Kork- und Glasstopfen, zylinderartige, halbrunde, und eckige Gläser nebeneinander findet, hinterlassen erklärlicherweise bei noch so guter Einrichtung des Raumes auf den sachkundigen Besucher immer einen unbefriedigenden Eindruck. Die Unterbringung der jeweiligen Tatwerkzeuge neben den Präparaten (was besonders für die gerichtsmedizinischen Sammlungen zutrifft), ist in gleicher Weise unzweckmäßig, da solche Sammlungen dann oft den Eindruck eines Altwarenladens erwecken. Die Tatwerkzeuge und andere Asservate werden vielmehr am geeignetsten in einem von allen Seiten zugänglichen *Schautisch*, welcher in der Mitte des Raumes steht — entsprechend signiert —, untergebracht.

*Die Beleuchtung des Raumes* soll möglichst gleichmäßig hell sein. Fenster, die nicht erforderlich sind, wenn Lüftungsklappen zur Verfügung stehen, werden mit Vorhängen lichtdicht verschlossen und werden nur bei der regelmäßigen Durchlüftung des Raumes teilweise geöffnet. Dieser Umstand ist von großer Wichtigkeit, da die Präparate, sobald sie längere Zeit dem Sonnen- oder Tageslicht ausgesetzt sind, an Farbenfreudigkeit einbüßen und die Lösungen sich gelblich verfärben. Ein weiterer, wichtiger Faktor, der die Festigkeit der Präparatenverschlüsse weitgehend garantiert, ist eine möglichst gleichmäßige Temperierung des Raumes.

Sind alle diese Voraussetzungen weitgehend erfüllt, kann eine solche Sammlung in gewissem Grade den Anforderungen genügen. Dem, der in die glückliche Lage versetzt sein sollte, sich einen idealen Sammlungsraum einrichten zu können, mag nachstehende Schilderung als Beispiel dienen.

Die mustergültig angefertigten Präparate werden in *metallgerahmten Spiegelglasschränken* untergebracht. Schränke mit einer Tiefe von 40 cm sind vollkommen ausreichend. Die Fächer werden ebenfalls durch *Glasscheiben* gebildet. Die Glasschränke, die unten in einem etwa 20 cm hohen Sockel eingelassen sind, entsprechen bei einer Höhe von 200 cm allen Anforderungen, da die obere Präparatenreihe nur so hoch untergebracht sein soll, daß sie eine ungehinderte Betrachtung noch zuläßt. Zur Beleuchtung der Präparate werden neben der üblichen Raumbeleuchtung an den Schränken, an den Ecken und in der Mitte oben Langfeldleuchten angebracht, welche die plastische Wirkung der Präparate heben und ein eingehendes Betrachten ohne Berührung zulassen. Die Präparate werden, wie schon oben erwähnt, nur in einer Reihe, in *Abständen*, aufgestellt. Hierbei finden natürlich nur viereckige Gläser Verwendung. Halbrunde und zylinderartige Gläser geben wegen der Linsenwirkung das Bild der Präparate oft verzerrt wieder und werden von manchen nur aus fachlichem Unvermögen, da hier die Plattenstützen erspart bleiben, angewandt. Für die Fenster, Temperierung des Raumes und Stellung der Schränke trifft das gleiche zu, wie oben. In gerichtsmedizinischen Sammlungen findet wieder der Schautisch seine Anwendung. Größere Asservate, wie Kleidung usw., werden in einem kleinen, neben der Sammlung befindlichen Raum in besonderen Schränken untergebracht.

Ein solcher Sammlungsraum, mit guten Präparaten gefüllt, wird allen Anforderungen gerecht und ist nicht nur der Stolz der Präparatoren, sondern des ganzen Institutes.

### Schrifttum.

RICHMANN, GAIFAND, HILL: A method of decalcifying bone for histologic section. Arch. of Path. 44, 92 (1946).
KOCH, O.: Die Herstellung gerahmter pathologisch-anatomischer Sammlungspräparate. Rundschreiben für Präparatoren, H. 17, S. 1 (1940).
KOCH, W.: Über die Herstellung holotoptischer Thoraxdurchschnitte nach LÖSCHCKESCHEM Verfahren. Rundschreiben für Präparatoren, H. 16, S. 2 (1940).
SCHUMMER, A.: Ein neues Mittel, Plastoid, und Verfahren zur Herstellung korrosions-anatomischer Präparate. Anat. Anz. 81, 177 (1935).
SPANNER, R.: Die PANSCHsche Masse, ihre praktische Anwendung und Verbesserung. Rundschreiben für Präparatoren, H. 4, S. 5 (1937).
Voss, H.: Gefäßinjektion mit TEICHMANNscher Masse. Rundschreiben für Präparatoren, H. 19, S. 3 (1941).
— Injektionsmassen. Rundschreiben für Präparatoren, H. 20, S. 6 (1941).

SPRINGER-VERLAG / BERLIN · GÖTTINGEN · HEIDELBERG

*In Vorbereitung:*

# Gerichtliche Medizin

Ausführlich dargestellt von

## Dr. med. Berthold Mueller

Professor der gerichtlichen Medizin an der Universität Heidelberg

INHALTSÜBERSICHT

**A. Organisations- und Abgrenzungsfragen.**

**B. Der Arzt als Gutachter und Sachverständiger.**

**C. Der Tod und die Leichenveränderungen vom gerichtsmedizinischen Standpunkt aus.**
I. Die Tätigkeit des Arztes am Tatort (Leichenfund). — Der Tod und seine Feststellung. Die Leichenveränderungen.

**D. Spurenuntersuchung und sonstige gerichtsmedizinische Technik.**
Blutuntersuchung. — Untersuchung von Haaren (Textilfasern). — Untersuchung auf Vorhandensein von Sperma. — Untersuchung von Speichel und Speichelflecken. — Untersuchung von Kot und Kotflecken. — Untersuchung von weiteren menschlichen Ausscheidungen. — Untersuchung von Fingernagelschmutz. — Darstellung und Beurteilung von Gangbildern.

**E. Identifikation.** Allgemeines. — Gegenüberstellung und Lichtbild. — Personenbeschreibung. — Daktyloskopie. — Untersuchungen über das Lebensalter eines Unbekannten. Geschlechtsbestimmung. — Berufsmerkmale. — Feststellung von besonderen individuellen Merkmalen. — Untersuchungen von Leichenteilen und zerstückelten Leichen.

**F. Durch äußere Einwirkung entstandene Körperschädigungen und Todesfälle.** Allgemeine Gesichtspunkte. — Die einzelnen Verletzungs-, Beschädigungs- und Tötungsarten.

**G. Forensische Toxikologie.** Vorbemerkungen und Übersicht über die einschlägigen rechtlichen Bestimmungen. — Säuren und Laugen. — Metalle, Metalloide, Halogene. — Blut-, Atmungs- und Fermentgifte. — Lipoidlösliche Mittel der Fettreihe. — Alkohole und verwandte Körper. — Schlaf-, Schmerz-, Betäubungs- und Suchtmittel. — Pflanzliche Gifte (Auswahl). — Tierische Gifte. — Sonstiges.

**H. Streitige geschlechtliche Verletzungen.** Begattungs- und Fortpflanzungsfähigkeit. — Untersuchung auf Virginität. — Zweifelhaftes Geschlecht.

**I. Die Beziehungen der Sexualpathologie zur gerichtlichen Medizin.** Verbotene heterosexuelle Handlungen. — Verbotene sexuelle Perversionen. — Beziehungen weiterer sexueller Perversionen zur gerichtlichen Medizin. — Zur Frage der Glaubwürdigkeit von Zeugenaussagen in Sexualprozessen.

**K. Abtreibung und Kindesmord.** Geburtshilflich-gynäkologische Vorbemerkungen. — Abtreibung. — Kindestötung.

**L. Vaterschaftsfragen.** Rechtliche Vorbemerkungen. — Medizinisch-biologische Möglichkeiten eines Ausschlusses der Vaterschaft.

Literaturverzeichnis.
Namen- und Sachverzeichnis.

Zu beziehen durch jede Buchhandlung

SPRINGER-VERLAG / BERLIN · GÖTTINGEN · HEIDELBERG

**Pathologische Histologie.** Ein Unterrichtskurs für Studierende und Ärzte. Von Geheimrat Professor Dr. **Max Borst** †. Vierte, verbesserte und erweiterte Auflage Mit 405 meist farbigen Abbildungen im Text. XII, 539 Seiten. 1950. (Verlag von J. F. Bergmann, München). DM 94.50; Ganzleinen DM 98.70

**Methoden der pathologischen Histologie.** Von Professor Dr. **F. Roulet**, Basel. Mit 20 Textabbildungen. XI, 567 Seiten. 1948. (Springer-Verlag, Wien) DM 51.—; gebunden DM 54.—

**Lehrbuch der allgemeinen Pathologie und der pathologischen Anatomie.** Auf Grund des Ribbertschen Lehrbuches bearbeitet von Dr. **Herwig Hamperl**, o. ö. Professor, Direktor des Pathologischen Instituts der Universität Marburg. Achtzehnte und neunzehnte Auflage. Mit 698 Abbildungen. XII, 788 Seiten. 1950. Ganzleinen DM 48.—

**Pathologisch-histologisches Praktikum.** Von Dr. **Herwig Hamperl**, o. ö. Professor, Direktor des Pathologischen Instituts der Universität Marburg. Dritte, unveränderte Auflage. Mit 185 Abbildungen, davon 9 farbige auf zwei Tafeln. VIII, 260 Seiten. 1948. DM 9.60

**Sektionstechnik.** Von Professor Dr. **Robert Rössle**, Direktor des Pathologischen Instituts der Universität Berlin. Siebente Auflage. Mit 7 Abbildungen. III, 51 Seiten. 1949. DM 2.70

**Die Sektion des Gehirns und Rückenmarks und ihrer Hüllen.** Von Professor Dr. med. **Berthold Ostertag**. Zweite Auflage. Mit 17 Abbildungen. V, 47 Seiten. 1949. DM 6.60

**Deutsche Zeitschrift für die gesamte gerichtliche Medizin.** Organ der Deutschen Gesellschaft für gerichtliche und soziale Medizin. Unter Mitwirkung von K. Böhmer-Düsseldorf, J. Dettling-Bern, H. Elbel-Bonn, A. Förster-Marburg, E. Fritz-Hamburg, H. W. Gruhle-Bonn, W. Hallermann-Kiel, F. J. Holzer-Innsbruck, V. Müller-Hess-Berlin, A. Ponsold-Münster, H. Saar-Würzburg, O. Schmidt-Göttingen, S. Schönberg-Basel, F. Schwarz-Zürich, W. Schwarzacher-Wien, M. Schwellnus-Köln, G. Strassmann-Waltham/Massachusetts, K.Wagner-Mainz, E.Weinig-Erlangen, A.Werkgartner-Graz, F. Wiethold-Frankfurt a. M. herausgegeben von **W. Laves**-München und **B. Mueller**-Heidelberg.

Erscheint nach Maßgabe des eingehenden Materials zwanglos in einzeln berechneten Heften, die zu Bänden vereinigt werden.

Zu beziehen durch jede Buchhandlung

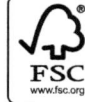

MIX
Papier aus verantwortungsvollen Quellen
Paper from responsible sources
FSC® C105338

If you have any concerns about our products,
you can contact us on
**ProductSafety@springernature.com**

In case Publisher is established outside the EU,
the EU authorized representative is:
**Springer Nature Customer Service Center GmbH
Europaplatz 3, 69115 Heidelberg, Germany**

Printed by Libri Plureos GmbH
in Hamburg, Germany